Andrea Flemmer

Asthma

Das Selbsthilfebuch

Quelle & Meyer Verlag Wiebelsheim

Die Angaben in diesem Buch sind von der Autorin und dem Verlag sorgfältig erwogen und geprüft, dennoch kann keine Garantie übernommen werden. Eine Haftung der Autorin bzw. des Verlags und seiner Beauftragten für Personen-, Sach- und Vermögensschäden ist ausgeschlossen.

Bibliografische Information der Deutschen Nationalbibliothek
Die Deutsche Nationalbibliothek verzeichnet diese Publikation in der Deutschen Nationalbibliografie; detaillierte bibliografische Daten sind im Internet über http://dnb.d-nb.de abrufbar.

www.quelle-meyer.de

Umschlagabbildungen: iStock/Dmitriy Danilchenko
Druck und Verarbeitung: Plump Druck & Medien GmbH, Rheinbreitbach
Printed in Germany/Imprimé en Allemagne
ISBN 978-3-494-01965-9

Inhaltsverzeichnis

Asthma – ohne Selbsthilfe eine wirklich unangenehme Krankheit

Asthma gehört zu den häufigsten chronischen Krankheiten. Der Name stammt vom griechischen Arzt Hippokrates von Kos und bedeutet in etwa „schweres Atmen“, „Keuchen“ und „Beklemmung“. Die Anfälligkeit für die Krankheit wird vererbt. Leider bergen jedoch auch Allergien wie Neurodermitis und Heuschnupfen das Risiko, zusätzlich an Asthma zu erkranken.

Fünf Millionen Betroffene allein in Deutschland haben Asthma. Dadurch zählt die Erkrankung zu den Volkskrankheiten. Drei bis sechs Prozent der deutschen Erwachsenen kämpfen damit. Bei Kindern ist es die häufigste chronische Erkrankung überhaupt, etwa acht Prozent sind davon betroffen – vor allem Jungen. Kinder in umweltverschmutzten Regionen haben die Krankheit besonders häufig.

Die lebenslange Erkrankung kann durch sorgfältige Behandlung erheblich gelindert werden.

Ich hoffe, dass ich Ihnen mit den Tipps in meinem Buch helfen kann, die Krankheit bestmöglich zu bewältigen!

Das wünsche ich Ihnen von Herzen

Dr. Andrea Flemmer

I. Asthma und die Diagnose

In diesem Teil des Buches lernen Sie alles über die Krankheit, damit sie ihren Schrecken verliert.

1. Was ist Asthma eigentlich und wie entsteht die Krankheit?

Asthma ist eine sogenannte chronische entzündliche Erkrankung der unteren Atemwege (Bronchien). „Chronisch" heißt langdauernd und unheilbar. Die Bronchien sind dabei besonders gegenüber verschiedenen Reizen empfindlich. Dazu kommt eine unterschiedlich stark ausgeprägte Einengung der Atemwege (Atemwegsobstruktion). Es handelt sich also um eine Verengung der Atemwege, die mit einer Überempfindlichkeit der Bronchien und einer erschwerten Ausatmung verbunden ist. Dies kann zu anfallsweisem Husten und Luftnot führen. Das Hauptmerkmal ist entsprechend eine häufig anfallsartig auftretende Atemnot, da sich die unteren Luftwege verengen und verkrampfen.

Zwischendurch kann die Lungenfunktion völlig normal sein.

Ein Asthmaanfall beginnt in der Regel mit einem unklaren Schmerz im Bereich des mittleren Brustbeins und einem Engegefühl im Brustkorb. Dann fällt das Ausatmen schwerer als das Einatmen und die Atemnot setzt ein. Beim Ausatmen entstehen dann pfeifende, brummende und rasselnden Geräusche (so genanntes Giemen, auf Englisch „wheezing"). So kann ein Asthma-Anfall beginnen. Dann muss man mit Erstmaßnahmen gegensteuern.

Meist kommt noch starker Husten hinzu, der die Atemnot verschlimmert und einen glasig-zähen Schleim hervorbringt. Nicht wenige Asthmatiker haben während eines akuten Anfalls Angst zu ersticken. Dies kann die Atemnot zusätzlich verstärken.

Die Anfälle sind nicht immer gleich: Mal sind es nur leichte Beschwerden, dann wieder eine schwere Atemnot. Auch die Anfallsdauer variiert – von wenigen Minuten bis hin zu mehreren Tagen. Verstärkt werden die Symptome oft durch psychische Probleme, die sogar einen allergischen Schub auslösen können. Bei seelischen Problemen können die Anfälle besonders schwer sein.

Vor allem bei jüngeren Patienten ist die Krankheit oft allergisch bedingt. Treten die Beschwerden erst nach dem 30. bis 40. Lebensjahr auf, ist dies eher nicht der Fall.

Das Ziel der Behandlung ist, Symptome zu vermeiden und die Krankheit so weit wie möglich unter Kontrolle zu bringen. Dafür benötigt man entzündungshemmende und die Bronchien erweiternde Arzneimittel. Leidet man unter Asthma, sollte man auch immer schnell wirksame bronchienerweiternde Sprays für den Notfall dabeihaben.

Kinder und Asthma

Da Asthma auch einer sogenannten obstruktiven Bronchitis – das heißt einer Verengung der Bronchien – ähnelt, kann eine sichere Diagnose bei Kindern meist erst nach dem dritten Geburtstag gestellt werden. Der Nachwuchs kann oft erst mit vier oder fünf Jahren die entsprechenden Geräte (z. B. Peak-Flow-Meter) richtig anwenden. Behandelt wird im Grunde wie bei Erwachsenen mit speziellen Zubereitungsformen für Kinder in niedriger Dosierung. Die Inhaliergeräte und Dosieraerosole müssen auf die Fähigkeiten der Kinder abgestimmt sein.

Bei über der Hälfte der Kinder, bei denen Asthma diagnostiziert wurde, ist die Erkrankung im Erwachsenenalter verschwunden. Ist dies nicht der Fall, bleibt die Krankheit oft lebenslang bestehen.

Die Ursache der Krankheit

Beim Asthma kommen zwei Probleme zusammen:

A. Eine Veranlagung, deren Folge es ist, dass die entzündeten Bronchien besonders empfindlich auf bestimmte Reize reagieren und

B. äußere Auslöser, die sogenannten Trigger. Das sind zum Beispiel Allergene wie Gräser- und Blütenpollen etc. (s. Kapitel 3). Dazu kommt möglicherweise eine chronische Entzündung der Nasennebenhöhlen, Übergewicht, starkes Sodbrennen, Angstzustände oder Depressionen. Sie alle können – allein oder mehrere davon – die typischen Atemnotanfälle hervorrufen.

Infolge der asthmatischen Entzündung kommt es zu:

- ◊ einer Schwellung der Schleimhaut,
- ◊ einer Verkrampfung der Bronchialmuskulatur und einer damit zusammenhängenden Verengung und
- ◊ einer gesteigerten Produktion von zähem Schleim in den Bronchien.

Diese Symptome können plötzlich und ohne Vorankündigung auftreten. Unschwer vorstellbar behindert dies die Atmung.

Ist man schwer von der Krankheit betroffen, bleibt vorübergehend nach jedem Atemzug etwas mehr Luft in den Lungen als normalerweise. Ein Arzt nennt dies Überblähung.

Neben der Vererbung sind auch Umwelteinflüsse, Atemwegserkrankungen und die Psyche ausschlaggebend für den Ausbruch und den Verlauf von Asthma. Die nicht allergische Form des Asthmas entsteht vor allem durch Infektionen der Atemwege. Weitere Auslöser für die Anfälle sind jedoch auch bestimmte chemische und andere Reize. Dazu gehören Autoabgase, Tabakrauch, ätherische Öle, Farben oder Lacke, Haushaltsreiniger, die Psyche und sogar das Wetter.

Tatsächlich kann die Krankheit auch als Folge chronischer oder wiederkehrender Atemwegsinfektionen entstehen. Diese Infekte machen die Bronchialschleimhaut mit der Zeit so empfindlich, dass schon geringfügige Reize wie zum Beispiel körperliche Anstrengung oder kalte Luft ausreichen, um überempfindlich zu reagieren. Man nennt dies bronchiale Hyperreagibilität.

Auch Ärger, Kummer, Hektik, Angst und Überforderung sowie Weinen und Lachen können Asthmaanfälle verstärken oder sie mit auslösen.

Auch ohne Anfälle kann die asthmabedingte Entzündung bleiben.

2. Kann man Asthma vorbeugen?

Die Krankheit beginnt in der Regel in der Kindheit oder Jugend. Und nur dann kann man vorbeugen: Allergiegefährdete Kinder bleiben meist vom Asthma verschont, wenn man frühzeitig mit vorbeugenden Maßnahmen gegensteuert. Auch andere Allergien wie Neurodermitis (chronisch-entzündliche Hauterkrankung), allergischer Schnupfen oder Nahrungsmittelunverträglichkeiten begünstigen die Entstehung von Asthma. Dies gilt vor allem dann, wenn die Allergien nicht ärztlich behandelt werden. Aus diesem Grund sollten Allergiker immer einen Facharzt aufsuchen und nicht versuchen die Symptome selbst zu heilen.

Dann helfen folgende Maßnahmen:

Bereits beim Säugling

Generell wird Stillen bis zum 6. Lebensmonat empfohlen, mindestens jedoch 4 Monate. Füttert man Beikost erst spät, das heißt ab dem sechsten Lebensmonat und besteht sie nur aus wenigen Nahrungsmitteln, kann das Risiko für Asthma verringert werden. Inzwischen empfiehlt man, dass das Kind zumindest mit dem Allergen, auf das die Eltern allergisch reagieren, möglichst früh – am besten noch im Säuglingsalter – in Kontakt kommt, sei es durch Füttern der Substanz oder Kontakt zu Tieren. Am besten man erkundigt sich beim Kinderarzt oder noch in der Klinik, wie man am besten vorgeht. Dies auch deshalb, da ständig neue Erkenntnisse vorliegen.

Hypoallergene Nahrung, wenn es mit dem Stillen nicht klappt

Vor allem in den ersten sechs Monaten sollten allergiegefährdete Säuglinge keine Kuhmilch erhalten. Beachtet man dies nicht, bekommen bis zu 80 Prozent der Neugeborenen mit erhöhtem Nabelschnur-IgE eine Allergie, wenn sie eine herkömmliche Säuglingsmilch auf Kuhmilchbasis erhalten. Falls das Stillen nicht möglich ist, wird hydrolysierte Säuglingsnahrung, die sogenannte HA-Nahrung, empfohlen. Bei dieser Art von Milch werden die allergenen Eiweiße der Kuhmilch weitgehend aufgespalten und sollen deshalb weniger schädlich sein.

Vorbeugende Maßnahmen bei Kindern

Asthmakranken Kindern wird das regelmäßige Inhalieren empfohlen, falls nötig auch mit cortisonhaltigen Medikamenten. Auf diese Weise kann man die Entzündung in den Atemwegen verringern und das Risiko für Asthmaanfälle senken.

Sinnvoll ergänzen kann man die medikamentöse Behandlung durch eine Klimaveränderung, z. B. in Form eines Kuraufenthaltes im allergenarmen Hochgebirge.

Zusätzlich hilft eine Krankengymnastik mit Atemtherapie und Asthmasport, Entspannungsübungen wie das Autogene Training, Asthmaschulungen und eine psychologische Betreuung der betroffenen Familie.

Asthma lässt sich mit Medikamenten und weiteren Maßnahmen wie Entspannungstraining erfolgreich behandeln. Aber man muss die Krankheit ernst nehmen und behandeln lassen, damit keine Anfälle mit lebensbedrohlicher Atemnot auftreten.

3. Die verschiedenen Formen von Asthma

Im Grunde gibt es zwei Varianten von Asthma: die allergische und die nicht allergische (intrinsische) Form. Leider können die beiden auch nebeneinander vorkommen. Es gibt Betroffene, die erst einmal allergisches Asthma bekommen, im weiteren Verlauf ihrer Erkrankung kommt dann die nicht allergische Komponente zum Ausbruch. Dennoch sind die meisten Asthmaerkrankungen allergischen Ursprungs. Viele von den Substanzen, die Allergien begünstigen, können auch das Entstehen von Asthma begünstigen.

A. Allergisches Asthma und Erleichterungen

Allergisches Asthma zählt man gemeinsam mit Heuschnupfen und Neurodermitis zu den Krankheiten des atopischen Formenkreises (Atopie bedeutet, eine körperliche Bereitschaft zu einer krankhaft erhöhten Bildung von Immunglobulin-E-Antikörpern (IgE) zu haben).

Allergene sind die Stoffe, die eine Allergie auslösen können. Davon sind mehr als 20 000 verschiedene bekannt. Das sind zum Beispiel Pflanzenpollen, Hausstaubmilbenkot, Tierhaare (auch in der Kleidung, z. B. Angorapulli) und -haut, Federn, Erdnüsse, Nüsse, Insektengift, Metalle oder Parfüm und Schimmelpilzsporen. Die Pollen von Gräsern und Blütenpflanzen spielen bei rund 40 Prozent der Asthmatiker zumindest eine mit auslösende Rolle. Die Haut juckt, im Hals kratzt es und die Lunge schmerzt. Auch Umweltschadstoffe wie Stickoxid, Kohlendioxid oder Ozon sowie hohe Schadstoffkonzentrationen in Innenräumen macht man für das Entstehen von Asthma verantwortlich. Häufig tritt die Atemnot bei Pollenallergikern nur während der Pollenflugzeit auf. Beim berufsbedingten Asthma kommen Schadstoffe wie Chemikalien, Gase, Metalle und Staub, der bei der Verarbeitung von Wolle oder Holz entsteht, infrage.

Unser Immunsystem ist eigentlich eine starke Verteidigungsarmee, die gefährliche Krankheitserreger bekämpft. Jedoch bei einigen Stoffen, den so genannten Allergenen, täuscht sich unser Immunsystem. Es schlägt Alarm, obwohl gar keine Gefahr in Sicht ist. Die Folge kann dann eben Asthma sein.

Nehmen wir das Beispiel der harmlosen Erdnuss. Der Körper des Allergikers meint darin eine Bedrohung zu erkennen und produziert Immunglobulin E. Es bindet sich an Zellen unseres Immunsystems, die Mastozyten. Der Kampf gegen die Erdnüsse beginnt. Beim nächsten Kontakt mit Erdnüssen steht nun eine Armee bereit und die Mastozyten oder Mastzellen setzen Histamin frei. Dies löst allergische Reaktionen aus wie Niesen oder Hautausschläge. Im schlimmsten Fall reagiert das Immunsystem so heftig, dass wichtige Organe ausfallen, was zu einem anaphylaktischen Schock führt, der tödlich enden kann. Oft hilft dann nur noch Adrenalin (s. Teil I Kap.4), das man spritzen muss, um den Patienten zu retten.

Häufige Allergien sind Heuschnupfen, Hausstaub- und Nahrungsmittelallergien. Dabei unterscheidet man zwischen:

A. Soforttyp-Allergien – hier reagiert man umgehend auf das Allergen
B. Spättypallergien, zum Beispiel Nickel- oder Duftstoffallergien

Im Laufe ihres Lebens erkranken gut 30 % unserer Bevölkerung an mindestens einer Allergie. Dabei haben Allergien, die langfristig bestehen und Auswirkungen auf die Atemwege haben, die Möglichkeit, sich zum Asthma zu entwickeln. Davon sind mehr als 8 % der Bevölkerung betroffen.

Befinden sich allergieauslösende Stoffe in der Atemluft, verengen sich die Bronchien, die Schleimhäute der Atemwege schwellen an und sondern verstärkt Schleim ab. Auf diese Weise entsteht eine chronische Entzündung.

Von Allergien sind hauptsächlich die Industrieländer betroffen. Als Ursache hat man zum einen die Umweltverschmutzung in Verdacht, vor allem den Feinstaub, der die Pollen aggressiver macht und das Immunsystem auch schneller alarmiert. Die 2. Hypothese lautet, dass wir zu sauber leben.

Leidet man unter einer Allergie, muss man das Allergen bestmöglich meiden.

Kinder haben häufig Nahrungsmittelallergien. Deshalb beginnt an der Paracelsus-Klinik jede Asthmatherapie mit umfassenden Tests. Dies betrifft am häufigsten Unverträglichkeitsreaktionen auf Milch, Weizen und Eier. Das Weglassen dieser Lebensmittel schafft oft eine gute Basis für eine effektive Asthmatherapie.

Dazu kommen an dieser Klinik Maßnahmen wie Heilmittel, Vitalstoffe und Bakterienpräparate, die die Darmschleimhaut und das Immunsystem aufbauen bzw. harmonisieren. Dies verhilft zirka 60 Prozent der Kinder innerhalb von ein bis zwei Jahren zur Beschwerdefreiheit.

Bei Kindern kann sich eine Nahrungsmittelallergie auch wieder „verwachsen“. Leider bleiben eine Erdnussallergie und eine Allergie auf Wespenstiche lebenslang.

Man sollte wissen, dass Allergien in Deutschland generell zunehmen, vor allem Heuschnupfen, aus dem Asthma entsteht. Etwa ein Viertel aller Deutschen leidet im Laufe ihres Lebens an Atemwegsallergien. Aber damit nicht genug: Die Erkrankungen dauern auch länger und sind heftiger.

Finnland ist uns voraus. Das Land setzt seit zehn Jahren auf Fortbildung sowie Prävention und das mit Erfolg. Man kann dies an den Zahlen der allergiebedingten Atemwegserkrankungen sehen: Sie gehen zurück.

Allergien erleichtern

Man kann es auch oft gar nicht glauben, wogegen der Körper Allergien entwickeln kann. Sei es das Wellensittichfutter (Hirse), rote Mückenlarven (Chironomiden) im Futter von Aquarienfischen, Waschbärenhaare, Heuschrecken, Leguane, Birkenfeigen, Flamingobäume, Yuccas, Dattelpalmen etc.

Die häufigsten Ursachen in Innenräumen sind:

- Hausstaubmilben bzw. deren Kot. Symptome: verstopfte Nase, trockener Mund am Morgen.
- Tier-Allergien, zum Beispiel gegen den Speichel der Katzen, dann Hund, Hamster, Meerschweinchen oder Hase.
- Taubenzecken, die in der Nähe von Taubennistplätzen leben.

Wichtig ist es festzustellen, wann welche Beschwerden auftreten.

Die Therapie ist relativ einfach: den allergie-auslösenden Stoff herausfinden und meiden. Will man sich von dem geliebten Haustier nicht trennen, helfen nur entsprechende Medikamente und das Tier keinesfalls im Bett schlafen zu lassen. Bei einer Milbenallergie hilft häufiges Lüften, Putzen, alte Teppiche entsorgen, Schutzüberzüge für das Bettzeug oder aber eine Immuntherapie.

Das Erfreuliche ist, dass sogar ein Allergiker ein gewisses Maß an Allergenen toleriert. Sind bestimmte Konzentrationen überschritten, werden die Symptome plötzlich schlimm. Eine Ursache dafür ist, dass die Nasenschleimhaut durchlässiger wird, wenn sie angeschwollen und rissig ist. Es ist also wichtig, diese Menge an Allergenen zu unterschreiten.

Das Schlafzimmer ohne Pollen und Milben

Um das Schlafzimmer nachts möglichst pollenfrei zu halten, ist es wichtig das Fenster zur Blütezeit nachts geschlossen zu halten. Die Bettwäsche darf man dann nicht im Freien trocknen. Umziehen nicht im Schlafzimmer, Haare waschen vor dem Schlafengehen und ein Luftreinigungsgerät nutzen.

Auf die Hausstaubmilbe reagieren viele mit Niesen, Hautjucken etc.

Man kann eine Allergie gegen die lästigen Mitbewohner über den Brick-Test beim Hautarzt feststellen und dort auch eine Hyposensibilisierung durchführen lassen. Letztere hilft etwa 60 – 80 % der Allergiker. Man muss jedoch etwa 3 Jahre „dranbleiben“, sonst kommt die Allergie wieder.

Die Hausstaubmilbe, auf die etwa 10 % der Deutschen allergisch reagieren, ist etwa 0,2 mm groß, liebt Textilien, mag es feucht-warm und ernährt sich von abfallenden Hautschuppen. Diese Bedingungen findet sie verstärkt in Schlafzimmern, vor allem in Matratzen, die nicht waschbar sind. Dort und in Bettdecken, Vorhängen oder Kissen können sich die lästigen Mitbewohner in den Sommermonaten gut vermehren, da sie dann die richtige Luftfeuchtigkeit vorfinden. In den kälteren Jahreszeiten verdursten sie, aber ihr Kot trocknet in der Heizungsluft, bindet an Staub und zirkuliert mit der Raumluft.

Folglich muss man die Luft auch im Sommer möglichst trocken halten. Dies erreicht man am besten, indem man morgens Zimmer und Bettzeug gründlich auslüftet und die Betten zwei bis drei Stunden aufgedeckt lässt, damit auch die Matratze trocknen kann. Als Milbenallergiker sollte man ein Bett bevorzugen, das auf Füßen steht und keinen Bettkasten hat. Das sorgt für Luft von unten. Um den Kot der Tiere möglichst zu entfernen, regelmäßig die Bettwäsche alle zwei Wochen bei 60 °C waschen, Kissen und Decken je nach Material auch. Synthetik-Inlets bieten den Tieren offensichtlich noch bessere Lebensbedingungen. Sie sind jedoch normalerweise heiß waschbar. Da die Tierchen Kopfkissen bevorzugen und dort am meisten vorkommen, sollten gerade sie möglichst alle zwei Wochen bei 60 °C gewaschen werden.

Sogenannte „Encasings“ – also Hüllen für Matratzen und restliches Bettzeug – helfen bedingt. Sie sollten sehr kleine Poren haben (maximal 0,5 Mikrometer) und Wasserdampf durchlassen. Damit soll verhindert werden, dass die Milben Nahrung erhalten und folglich ihre Anzahl erniedrigt wird. Zusätzlich will man den Kot der Tiere zurückhalten. Verordnet ein Arzt diese Encasings, bekommen Sie die Kosten möglicherweise sogar von Ihrer Krankenkasse erstattet. Sie sind vor allem für Matratzen sinnvoll, für Bettdecken und Kopfkissen nur, wenn man sie nicht regelmäßig waschen kann.

In einem Allergiker-Haushalt ist das richtige Lüften besonders wichtig. Bei Hausstauballergikern sollte drei bis vier Mal täglich 10 bis 15 Minuten stoßgelüftet werden. Bei einer Pollenallergie lüftet man in der Stadt am besten zwischen 6 und 8 Uhr morgens, auf dem Land zwischen 18 und 24 Uhr abends. Damit umgeht man die Zeiten des stärksten Pollenflugs.

Pollenschutzgitter können bis zu 90 % der Partikel inklusive Pollen in der Luft herausfiltern. Damit man dieses Ziel erreicht, sollte man gute Qualität kaufen, die man an dem Siegel von ECARF (Europäische Stiftung für Allergieforschung, siehe: https://ecarf-siegel.org/zertifizierte-produkte-services) erkennt. Die Stiftung rät zu den Fabrikaten, die bereits beim Einkauf in einen festen Rahmen eingespannt sind.

Der Boden – Parkett, Fliesen oder Teppich?

Ein glatter Bodenbelag wie Parkett oder Fliesen trägt zwar nicht zum Abrieb des Bodens bei, aber Pollen und Staubflusen, die dort liegen, werden ständig in die Raumluft aufgewirbelt. Deshalb muss man diese Böden zwei Mal pro Woche feucht wischen. Dagegen bindet ein Teppich Staub und Pollen, ihn muss man regelmäßig saugen. Damit er nicht zur Brutstätte von Milben wird, besser niedrigflorige Teppichvarianten bevorzugen.

Staubfänger wie Kissen, Wandteppiche oder dicke Vorhänge besser meiden. Geschlossene Schränke sind besser als offene, Polstermöbel mit Lederbezug werden von Milben gemieden. Leider sollten Hausstauballergiker auch auf Zimmerpflanzen verzichten, denn sie sorgen für erhöhte Luftfeuchtigkeit und ein günstiges Klima für Milben und Schimmelpilze. Plüschtiere können ein Paradies für Milben sein. Besser nur ein oder zwei davon anschaffen, die zudem bei 60 °C waschbar sind. Alternativ steckt man die „Tiere“ 24 Stunden lang in den Gefrierschrank, das tötet die Milben. Anschließend kann man sie bei niedrigerer Temperatur herauswaschen. Nervenschonend ist die doppelte Anschaffung ein- und desselben Plüschtiers, dann fällt es dem Nachwuchs nicht auf, wenn ein Exemplar beim Waschen ist.

Luftreinigungsgeräte

Luftreinigungsgeräte können Pollenallergikern in der Blütezeit der entsprechenden Pflanzen helfen. Sie können tatsächlich 95 – 98 % der Pollen aus der Luft filtern. Und das ist nicht alles: Selbst Feinstaub, Schimmelpilz-Sporen und sogar Krankheitserreger bleiben in guten Geräten hängen. Ist die Pflanze, die Ihnen mit Pollen Probleme bereitet, gerade aktiv (Pollenflug), lässt man den Reiniger kurz vor dem Schlafengehen einmal laufen. Das erneuert die Luft für die Nacht. Empfehlenswert ist ein Modell mit HEPA-Filter der Klasse 13 oder 14, die auch vom Deutschen Allergie- und Asthmabund empfohlen werden. Sie arbeiten mit speziellen, besonders engmaschigen Filtern. Damit können sogar kleinste Partikel wie Milbenkot und Pollen aus der Luft entfernt werden.

Sie sind auch nicht durch andere ersetzbar. Zum Beispiel können UV-C-Filter sogar Ozon produzieren und sogenannte Luftwäscher können Schimmelpilze wachsen lassen.

Leider erhöhen sie den Stromverbrauch und sind lärmintensiv.

Sie helfen auch nicht bei Hausstauballergien, denn in diesem Fall sind die Allergene in Textilien sowie im Staub festgesetzt und wirken nicht in der Luft.

Luftfiltergeräte für den Hausgebrauch findet man heutzutage häufiger in Privatwohnungen. Man will sich vor Corona schützen. Leider helfen sie hier nicht.

Das leidige Putzen – gerade bei Allergikern nicht einfach

Leider muss man im Allergiker-Haushalt oft putzen, denn neben dem Staub finden sich auch Pollen auf der Einrichtung und werden immer wieder aufgewirbelt. Sofern irgendwie möglich, sollten Allergiker es vermeiden, selbst zu putzen und Staub zu wischen, denn zum Beispiel beim Staubsaugen befinden sich bis zu 50 % mehr Allergene in der Luft als normal.

Anschließend gründlich lüften und einige Zeit nach dem Saugen besser den Raum nicht betreten.

Wenn Sie selbst putzen müssen: Glatte Böden und Flächen feucht wischen, um das Aufwirbeln von Allergenen zu reduzieren. Als Asthmatiker besser auf Sprühreiniger und Duftstoffe im Reinigungsmittel verzichten. Das Tragen der inzwischen gängigen FFP2-Masken beim Saugen hilft nicht nur gegen Corona, sondern auch gegen Allergene.

Reinigungsmittel kommen zunehmend mit unserer Haut in Berührung, da ein Teil davon ungenutzt bleibt: Enzyme, Tenside, Konservierungsmittel etc. Sie sorgen dafür, dass unsere Zellschranken aufbrechen und Allergene in unseren Körper gelangen. Chemische Produkte schwächen und machen uns anfälliger für Allergien.

Assistenzhunde können helfen

Assistenzhunde oder Allergiewarnhunde können zum Beispiel Erdnüsse erschnüffeln, so dass man sich leichter davor schützen kann. Die Ausbildung eines derartigen Hundes kostet um die € 3000. Dafür bekommt man einen hilfreichen Weggefährten, der nicht nur vor dem speziellen Allergen schützt, sondern auch andere Probleme eines Asthmatikers erkennt.

Der ausgebildete Hund erschnüffelt zum Beispiel bereits kleine Erdnussmengen, warnt davor und holt im Ernstfall die Tasche mit den Notfall-Medikamenten. Genaueres siehe folgende Adresse:

Deutsches Assistenzhunde-Zentrum T.A.R.S.Q.: www.assistenzhunde-zentrum.de

Dreck im Umfeld von kleinen Kindern, ja oder nein?

Da Kinder, die auf einem Bauernhof groß werden, weniger zu Allergien neigen und wir angeblich zu hygienisch leben, stellt sich die Frage, ob Kinder zum Beispiel einen Keks essen sollten, der ihnen in den Dreck gefallen ist. Man muss nicht gleich übertreiben.

Man hat eine Untersuchung durchgeführt, in deren Rahmen Kinder in den ersten drei Lebensjahren in einer total verdreckten Wohnung aufwuchsen – mit Mäusen und Kakerlaken. Tatsächlich erhöht dies die Allergieneigung genauso wie das Mitrauchen bei rauchenden Eltern und eine höhere Konzentration an Luftschadstoffen, denen das Kind ausgesetzt ist.

Wenn man das Kind auch auf allgemein zugängliche Spielplätze lässt und mit ihnen im Wald spazieren geht, also der Nachwuchs wie üblich aufwächst und man nicht auf die Idee kommt, die Umgebung des Kindes zu desinfizieren, bekommt das Kleine genug Dreck ab und man braucht es nicht extra Schmutz auszusetzen.

Auch ein Urlaub auf dem Bauernhof ist gut für den Nachwuchs!

Zimmer- und Gartenpflanzen

Auch Zimmerpflanzen können Allergien auslösen: nicht nur an der Haut, sondern auch an den Atemwegen. Häufige Auslöser sind die sogenannten Korbblütler (Asteraceae), vor allem Chrysanthemen. Zu dieser Gruppe gehören auch Beifuß, Wermut, Astern, Kamille, Ambrosia (s. folgendes) und Löwenzahn.

Bei Gärtnern gibt es häufig eine Allergie auf die Becherprimel (*Primula obconica*). Verursacher ist die allergene Substanz, das Primin. Sie befindet sich in den feinen Haaren an der Blattunterseite und am Stängel. Bei Hautkontakt kann sie zu schweren Reizungen führen.

Es gibt auch Pflanzen, die über ihre Blätter einen Milchsaft ausscheiden. Er gelangt durch Verdunstung oder Beschneiden an die Oberfläche und kann sich mit dem Staub mischen. Auf diese Weise gelangt er in die Raumluft. Leidet man unter einer Latexallergie, kann der enthaltene Eiweißstoff Allergien vom Soforttyp oder vom verzögerten Soforttyp auslösen. Aufgrund dessen sollten Menschen mit einer Latexallergie auch die beliebte Birkenfeige (*Ficus benjamina*) und den Gummibaum (*Ficus elastica*) sowie Pflanzen wie Immergrün, Kaffeepflanzen, Kakteenarten, Oleander, Maniok, Weihnachtssterne, Feigen, Hanf und Hopfen meiden. Auch im Garten muss man vorsichtig sein, um sich keinen Allergieauslöser einzufangen. Leider gibt es den komplett allergenfreien Garten nicht. Dennoch kann man aus der Vielzahl von Bäumen, Sträuchern, Stauden etc. solche auswählen, die bislang noch nicht oder sehr selten (und unproblematisch) als Allergieauslöser aufgetreten sind.

Eingeführt und ein Problem

Im Zuge des Klimawandels gelangen auch Pflanzen zu uns, die normalerweise nicht bei uns heimisch sind. Am stärksten verbreitet sind hier inzwischen die sogenannten Korbblütler (Asteraceae). Auch unter diesen Einwanderern können sich Allergieauslöser befinden. Dafür ist die Beifußblättrige Ambrosia ein unangenehmes Beispiel.

Vorsicht: *Ambrosia artemisiifolia*

Die Ambrosia stammt ursprünglich aus Nordamerika. Man erkennt sie an ihren fingerförmigen, grüngelblichen Blütenständen, die sehr kleine, unscheinbare Blütenköpfchen tragen (schönes Bild s. www.pflanzen-deutschland.de/Ambrosia_artemisiifolia.html).

Die Pflanze ist einjährig und wird zwischen 30 bis 150 cm groß. Sie blüht von Juli bis Oktober. Das Problem ist, dass ihre Pollen starke Atemwegsallergien auslösen können. Zusätzlich kann es bei Berührung der Pflanze mit der Haut zu Kontaktallergien kommen. Bislang fand man Ambrosia-Bestände vor allem in Süd- und Ostdeutschland. Breitet sie sich weiter aus, könnte dies zu einem starken Anstieg von Ambrosia-Allergien führen. Sie lässt sich nur schwer bekämpfen, insbesondere, da die Samen im Boden über Jahrzehnte keimfähig bleiben. Mittels verunreinigtem Vogelfutter kann sie sich unbemerkt ansiedeln und weiterverbreiten.

Modepflanzen

Neue Modepflanzen, sowohl im Garten als auch in der städtischen Grünflächengestaltung, können die Allergiebelastung erhöhen. Dazu gehören zum Beispiel der Olivenbaum, Ziergräser oder Nadelbäume, die alle auch als Allergene bekannt sind.

Die Auswirkungen des Klimawandels

Aufgrund der Auswirkungen des Klimawandels mit extremen Wetterereignissen, milden Wintern und Hitzeperioden mit tropischen Nächten kann es zu veränderten Vegetationszyklen verschiedener Pflanzen und zur Verbreitung neuer, exotischer Arten in Deutschland, die als potentielle Allergieauslöser gelten, kommen.

Der Pollenflug kann früher beginnen und länger andauern. Auf diese Weise führt er zu einer längeren Leidenszeit. Auch weitere allergene Pflanzen und Tiere können auftreten, die aufgrund der nunmehr für sie günstigen Lebensbedingungen in Deutschland ideale Vermehrungsmöglichkeiten vorfinden.

Biologen beobachten seit mehreren Jahren die zunehmende Verbreitung neuer Pflanzenarten, die an die Klimaänderungen gut angepasst sind, wie z.B. die bereits beschriebene Ambrosia, dann den Götter- und Essigbaum oder die Blumen-Esche.

Auch Schimmelpilze können sich stärker ausbreiten. Dafür werden nicht nur wärmere Winter oder vermehrte Regenfälle und Gewitter als Ursache überlegt, sondern zum Beispiel auch eine erhöhte Ozonkonzentration. So weiß man speziell von einem Pilz, dass er aufgrund einer steigenden Kohlendioxid-Konzentration eine erhöhte Allergenität aufweist: *Aspergillus fumigatus*.

Allergikerfreundliche Gartenpflanzen

Der Deutsche Allergie- und Asthmabund e. V. empfiehlt folgende allergikerfreundliche Pflanzen für den Garten:

- Spitzahorn, Feldahorn, Weißdorn, Rotdorn, Eberesche
- Obstbäume und -sträucher (z. B. Gartenbirne, Apfel, Kirsche, Pflaume oder Wildarten wie Holzapfel oder Holzbirne, Schlehe, Himbeere, Johannisbeere)
- Berberitze, Gewöhnlicher Schneeball, Hartriegel, Rosensträucher
- Spierstrauch und Hortensie.

Sie können sich die Pflanzen mit den entsprechenden Blüten im Internet ansehen unter der Adresse: www.allergien-im-garten.de/gartenplanung/pflanzen.

Die Hyposensibilisierung

Leidet man an einer Allergie gegen Pollen oder Hausstaubmilben, kann eine Hyposensibilisierung helfen. Damit wird das Immunsystem langsam an die allergieauslösenden Stoffe gewöhnt.

Man beginnt mit kleinsten Mengen eines Allergens, die gerade noch vertragen werden. Anschließend steigert man diese Konzentration. Man beginnt zum Beispiel bei Nüssen mit 2 mg – etwa dem 80. Teil eines Nusskerns – und verdoppelt diese Konzentration einmal im Monat. Diese Dosis darf nur unter ärztlicher Aufsicht verändert werden, da Immunreaktionen möglich sind.

Dieses Verfahren wiederholt man so oft, bis der Proband 4 Nüsse auf einmal essen kann. Falls dann doch einmal ein Schokoriegel gegessen wird, kein Problem.

Diese Immuntherapie konnte vielen Allergikern helfen. Allerdings ist sie langwierig (in der Regel drei bis fünf Jahre) und wird daher oft abgebrochen. Sie sollte auch nur von einem Spezialisten durchgeführt werden (Allergologe). Man kennt die Therapie auch als spezifische Immuntherapie. Man verwendet Extrakte des entsprechenden Allergens, die man unter die Haut spritzt. Alternativ werden täglich Tabletten oder Tropfen gegeben.

B. Nicht allergisches (intrinsisches) Asthma und weitere Formen

Die nicht allergische Form des Asthmas kann verschiedene Ursachen haben:

1. Eosinophiles Asthma

Eosinophiles Asthma tritt überwiegend im Erwachsenenalter in Erscheinung, oft erst ab dem 35. Lebensjahr, kann aber schwere Verlaufsformen annehmen. Deshalb ist eine spezielle Therapie dafür lebensnotwendig.

Ursache ist eine Fehlregulation von spezifischen Immunzellen, den sogenannten eosinophilen Granulozyten. Es kommt zu deren Aktivierung sowie Überproduktion und man findet diese Form der Immunzellen in der Lunge.

Je nach Anzahl der eosinophilen Granulozyten verläuft die Erkrankung unterschiedlich schwer. Zur Diagnose empfiehlt sich daher bei jedem Asthmapatienten ein Differentialblutbild (großes Blutbild), um die Zahl der eosinophilen Granulozyten zu bestimmen. Ist man betroffen, finden sich auch spezielle Signale wie der Botenstoff Interleukin 5 (IL-5), die zu einer Vermehrung der speziellen Granulozyten führen und auch dazu, dass sich diese gezielt in der Lunge sammeln.

Bei dieser Asthmaform kann man häufig zusätzlich eine chronische Entzündung der Nasennebenhöhlen sowie Nasenpolypen beobachten. Die Asthmasymptomatik ist oft dauerhaft vorhanden und Asthmaanfälle sind häufig. Deshalb benötigt man zur Therapie oft orale Kortikosteroide (zum Beispiel Kortison in Tablettenform). Diese verbessern die Symptomatik oft schnell und die Patienten sprechen in der Regel gut auf die Therapie an, aber sie ist häufig mit Nebenwirkungen verbunden.

Therapie mit monoklonalen Antikörpern (Biologikum)
Anstelle der Kortikosteroide gibt es auch monoklonale Antikörper mit dem Namen „Benralizumab“, die den Interleukin-5-Rezeptor α als Ziel haben. Auf diese Weise kann mit Benralizumab die Menge der eosinophilen Granulozyten im Blut gesenkt werden. Das kann dabei helfen, den Verlauf von eosinophilem Asthma zu verbessern.

Chinesische Forscher berichten, dass „Benralizumab“ in einer Dosierung von 30 mg alle acht Wochen besonders effektiv ist. Sie untersuchten die Rate von Asthmaanfällen, die Lungenfunktion, die Asthmakontrolle sowie Lebensqualität und Nebenwirkungen von Benralizumab. Die Studien umfassten 1951 Patienten. Es ergaben sich unter der Benralizumab-Behandlung nachweisliche Verbesserungen der Lungenfunktion, der Lebensqualität und der Asthmakontrolle sowie nachweislich weniger Asthmaanfälle.

Da es inzwischen mehrere monoklonale Antikörper gibt, die vor allem bei schwerem instabilem Asthma eingesetzt werden (s. www.ncbi.nlm.nih.gov/pmc/articles/PMC8370781/), kann man Ihnen nur empfehlen, sich an Ihren Arzt zu wenden, der Sie an die entsprechende Klinik überweist, wo die jeweilige Therapie angewandt wird.

2. Infektbedingtes Asthma

Hier machen Infektionen, also meist ein Befall durch Viren, die Atemwege anfällig und lösen eine Atemwegsentzündung aus. Diese führt zu einer Verkrampfung der Bronchien, Verschleimung, Husten und Atemnot. Zu Beginn verschwindet das Asthma nach dem Abklingen des Infekts, jedoch wird die Erkrankung dann häufig chronisch.

3. Medikamentös verursachtes Asthma

Asthmatiker reagieren oft auf bestimmte Medikamente, wie zum Beispiel Schmerzmittel (speziell die Acetylsalicylsäure (Aspirin)) oder Entzündungshemmer (man nennt sie „nicht-steroidale Antiphlogistika“). Tatsächlich handelt es sich hier nicht um eine Allergie, sondern um eine genetisch veranlagte (vererbte) Unverträglichkeit von bestimmten Arzneimitteln. Für den Beobachter wirkt dies wie eine allergische Reaktion.

Dennoch muss das verursachende Mittel abgesetzt werden. Dann müssen Sie einen Allergiepass mit Nennung des Auslösers und von Alternativen ausgestellt bekommen. Es gibt Medikamente, wie zum Beispiel Betablocker, die Asthmatiker nur in Ausnahmefällen einnehmen dürfen, wenn unbedingt nötig (zum Beispiel nach Herzinfarkt). Dies deshalb, da sie die Bronchien verengen und damit Atemnotanfälle auslösen können.

4. Asthma als Reaktion auf chemische oder gesundheitsschädliche Substanzen

Auch bestimmte Umweltverschmutzungen (Smog, Rauch, Staub, Dämpfe, Ozon) können Asthma hervorrufen. Ist man damit im Rahmen seiner Arbeit konfrontiert, nennt man dies Berufsasthma.

5. Weitere Asthmaformen

Ein ganz spezieller Typ ist das Asthma von stark übergewichtigen Frauen. Diese Form tritt oft um das 30. Lebensjahr herum auf. Sie spricht auf die klassische Behandlung von Asthma nicht gut an. Auch das Asthma der Raucher ist nur schwer zu behandeln.

Dann gibt es noch das spezielle Belastungsasthma. In diesen Fällen beobachtet man wenige oder fehlende entzündlichen Veränderungen. Deshalb spricht man in diesen Fällen korrekterweise von einer Verkrampfung der Bronchien unter Belastung (Belastungsbronchospasmus). Die Betroffenen haben nur dann Beschwerden, wenn sie sich stark belasten. Die entsprechenden Sportarten, die zum speziellen Belastungsasthma führen können, sind: Schwimmen, Skilanglauf und Schlittschuhlaufen.

Dazu kommen nicht optimal behandelte Asthmapatienten, die auch im Ruhezustand Asthmasymptome bekommen. Sie reagieren auf körperliche Belastung mit einer Verstärkung der Atemnot.

Schließlich gibt es noch den Bronchospasmus. Er kann sowohl während der Belastung, als auch danach auftreten, wenn der Patient die Bewegungsaktivität bereits beendet hat.

Wichtig zu wissen ist: Man kann nicht alle Asthma-Erkrankungen eindeutig der einen oder anderen Form zuordnen, da es auch Mischformen gibt. Inzwischen kennt man auch Unterschiede zwischen Mann und Frau: Sie sind häufig in unterschiedlichem Alter von verschiedenen Asthmatypen betroffen.

4. Wie erkennen Sie, dass Sie Asthma haben? Die Symptome

Der Begriff „Asthma" (griechisch für „keuchen") weist bereits auf ein wichtiges Symptom hin: Atemnot! Dies tritt auch noch bevorzugt in der Nacht auf. Beim Ausatmen können pfeifende oder brummende Geräusche entstehen. Außerdem kann ein chronischer Husten auf Asthma hinweisen. Anstelle der Atemnot können auch Beklemmungsgefühle in der Brust auftreten oder Schmerzen beim Einatmen kalter Luft im Vordergrund stehen. Bei einem akuten Anfall kann es auch zu Herzrasen (Tachykardie) kommen. Zusätzlich bildet sich bei massiver Atemnot eine bläuliche Verfärbung der Lippen und Haut. Tritt dies auf, ist schnellstes Handeln erforderlich und der Notarzt muss geholt werden!

Die Krankheitszeichen sind nicht immer und bei allen gleich. Typisch für Asthma ist auch, dass die Beschwerden völlig oder zumindest teilweise wieder abklingen können. Dies ist von selbst oder nach Einnahme bestimmter Arzneimittel möglich. Leider können sie jederzeit erneut wieder auftreten. Hatte man eine Zeitlang keine Beschwerden, kann es beispielsweise zu vorübergehenden Perioden mit Husten und Atemnot oder auch zu einem akuten Asthmaanfall kommen.

Vorsichtshalber sollte ein Arzt Notfallmedikamente verschreiben, die man immer parat haben sollte.

Der gefürchtete Asthmaanfall

Gefürchtet ist der sog. „Status asthmaticus", also der lebensbedrohliche Asthmaanfall. Dann antwortet der Körper auf einen asthmaauslösenden

Reiz, welcher Art auch immer, mit einer Überreaktion des Immunsystems, zum Beispiel Pollen. Sie dringen mit der Atemluft in die Lunge ein. Dann treffen sie in der Bronchialschleimhaut auf Zellen, die für die Immunabwehr zuständig sind. Als Folge schleudern die sogenannten Mastzellen auf den Reiz hin explosionsartig entzündungsfördernde Stoffe aus, zum Beispiel Histamin. Dadurch verkrampfen sich die um die Bronchien herum liegenden Muskeln. Für Asthmatiker wird es dann mühsam zu atmen. Dazu kommt, dass sich die Schleimhaut entzündet und einen zähen, festen Schleim produziert, der kaum noch abgehustet werden kann.

Dies lässt sich nicht so einfach mit Medikamenten stoppen und kann über 24 Stunden und länger anhalten. Dann kann der Gasaustausch in der Lunge versagen und der Asthmapatient zu wenig Sauerstoff bekommen. Wird hier nicht sofort geholfen, kann der Patient schlimmstenfalls sterben. Ist der Anfall schwer, kann es auch zu einer akuten Überblähung der Lungen kommen.

Bessert sich der schwere Asthmaanfall mit starker Luftnot nach Gabe der vom Arzt verordneten Notfallmedikamente nicht schnell, sollte unbedingt so schnell wie möglich der Notarzt gerufen werden.

Dies sollte insbesondere dann geschehen, wenn

- der Patient blau anläuft
- kein Sprechen mehr möglich ist
- der Puls mehr als 110 Schläge pro Minute beträgt bzw.
- die Beschwerden trotz der Selbstbehandlung nach 15 Minuten nicht besser werden.

Das Adrenalin

Adrenalin wird in den Nebennieren, genauer dem Nebennierenmark, aus dem Eiweißbaustein Tyrosin gebildet. Bei Stress wird es verstärkt ins Blut abgegeben. Der Hintergrund ist, dass es die Energiereserven im Körper mobilisiert, wenn sozusagen „Gefahr im Verzug ist“. Dies geht auf den Ursprung der Menschheitsentwicklung zurück und Zeiten zu denen Flucht oder Kampf angesagt war. Die Leistungsbereitschaft steigt, mit der Folge eines schnelleren Herzschlags und erhöhten Blutdrucks. Mehr

Blut fließt in die Muskeln des Bewegungsapparats und in die Lungen, weniger dagegen in die Verdauungsorgane, wodurch Verdauungsprozesse gehemmt werden.

Zusätzlich sorgt Adrenalin für erweiterte Pupillen und Bronchien sowie eine erhöhte Schweißproduktion. Es stellt Energie bereit, indem Fett- und Zuckervorräte aus ihren Speichern gelöst werden. Es verursacht entsprechend seiner ursprünglichen Aufgabe Unruhe und Angst.

Alle Wirkungen des Adrenalins sorgen dafür, dass der Mensch für einige Zeit leistungsfähiger wird und so einer „Gefahrensituation" begegnen kann. Adrenalin wird also ganz natürlich bei körperlicher und seelischer Belastung, Infektionen, Verletzungen und niedrigem Blutzuckerspiegel (Hypoglykämie) ausgeschüttet.

Auch in der Notfallmedizin wird das Hormon eingesetzt. Da es die Leistung erhöht, kann es bei Asthmaanfällen oder Schockzuständen Leben retten.

5. Wichtig: Die korrekte Diagnose

Zu Beginn steht wie üblich die Anamnese (Krankengeschichte), um herauszufinden, was dem Patienten fehlt. Speziell bei Asthma wird auch auf frühere Krankheiten und Erkrankungen in der Familie eingegangen. Insbesondere wird nach Allergien und den Reizen gefragt, die die Beschwerden auslösen.

Dann hört ein Arzt die Lungen ab, um herauszufinden, ob typische asthmatische Atemgeräusche auftreten. Insbesondere ein Lungenfunktionstest ist erforderlich, um die Diagnose „Asthma" stellen zu können. Es folgen Allergietests etc..

Lungenfunktionstest

Während eines Lungenfunktionstests atmet der Patient mit Hilfe eines Mundstücks in ein Gerät. Währenddessen werden verschiedene Atemmanöver durchgeführt. So kann man verschiedene Atemvolumina messen. Wichtig ist vor allem der Wert der sogenannten Sekundenluft (FEV1). Daran kann man erkennen, wie stark die Bronchien verengt sind, da umso weniger Luft pro Sekunde ausgeatmet werden kann. Will man den Atemwegswiderstand und auch die Luftmenge, die nach einer maximalen Ausatmung in der Lunge noch verbleibt, bestimmen, führt man die Messung in einer geschlossenen Glaskabine durch. Dieses Verfahren nennt man Ganzkörperplethysmographie.

Dann gibt es auch noch die Peak-Flow-Messung. Diese kann man zu Hause durchführen, da sie auch mit kleineren Geräten und zur Selbstkontrolle möglich ist. Damit bestimmt man die maximale Strömungsgeschwindigkeit der ausgeatmeten Luft (l/min) – genannt Spitzenfluss. Dafür ist kein langes, sondern ein möglichst kraftvolles und schnelles Ausatmen nötig.

Die Untersuchungen der Lungenfunktionen nutzt man auch, um den Verlauf des Asthmas zu kontrollieren. Das ermöglicht es durch den Vergleich der Werte aus älteren und neueren Messungen, mögliche Veränderungen in den Atemwegen über längere Zeit zu erkennen. Damit kann sich ein Arzt ein genaues Bild über den Zustand des Asthmapatienten unter Behandlung machen und die Therapie in die korrekte Richtung steuern. Man nennt es „kontrolliertes" Asthma, wenn Betroffene keine Symptome verspüren und eine normale Lungenfunktion haben.

Einteilung von Asthma in Schweregrade

Durch Bestimmung der Schweregrade des Asthmas kann man feststellen, wie viele und welche Medikamente nötig sind, um die Krankheit wirkungsvoll kontrollieren zu können. Dies wird anhand der folgenden Kriterien beurteilt:

- Hat man mehr als zweimal pro Woche tagsüber Symptome?
- Bemerkt man die Symptome auch nachts?
- Muss man mehr als zweimal pro Woche ein Bedarfsspray nutzen?
- Ist man in seinen Aktivitäten durch das Asthma behindert?

Man stuft den Schweregrad des Asthmas folgendermaßen ein:

1. Leichtes Asthma: wird mit der Therapiestufe 1 oder 2 erreicht
2. Mittelschweres Asthma: Therapiestufe 3 ist zur Kontrolle des Asthmas erforderlich
3. Schweres Asthma: man benötigt Therapiestufe 4 oder 5 zur Kontrolle oder das Asthma bleibt trotz Therapie auf Stufe 4 oder 5 unkontrolliert

6. Risikofaktoren, die Asthma begünstigen

Es gibt Faktoren, die Asthma begünstigen können. Diese sind:

- Vererbung: Ist ein Blutsverwandter an Asthma erkrankt oder hat er/sie Allergien, hat man als Verwandter ein höheres Risiko, Asthma zu bekommen.
- Generell haben Allergiker, die an Heuschnupfen, Neurodermitis oder Milchschorf erkrankt sind oder waren, ein höheres Risiko für Asthma.
- Dass Rauchen den Atemwegen schadet, sollte bekannt sein. Aber auch die Anfälligkeit für Asthma ist damit verbunden. Dies bezieht auch das Passivrauchen, Shisha und E-Zigaretten mit ein. Dazu kommt, dass Nikotin auch die Wirkung der wichtigsten Asthmamedikamente reduziert.
- Ist man empfänglich für häufige Atemwegsinfekte, werden die Luftwege generell anfällig und können den Weg für Asthma bereiten.
- Ein zu hohes Gewicht bei der Geburt ist nicht gut, aber ein geringes Geburtsgewicht kann die Häufigkeit für Asthma erhöhen.
- Ist man als Kind übergewichtig und leidet unter Bewegungsmangel, erhöht dies ebenfalls das Asthmarisiko.

Wissenschaftler schätzen, dass die starke Zunahme von Luftschadstoffen jedes Jahr Millionen vorzeitiger Todesfälle verursacht. Zusätzlich

kommt es dadurch zu einer Zunahme chronisch-entzündlicher Erkrankungen – wie eben Asthma.
Als Asthmatiker reagiert man auch stärker auf Luftverschmutzung. Dies trifft sogar auf Städte zu, in denen Richtwerte nur selten überschritten werden. Beispielsweise steigt in Berlin die Zahl der Krankenhauseinweisungen von Patientinnen und Patienten mit Asthma, wenn die Konzentrationen an Stickstoffdioxid (NO_2) – dem besonders gefährlichen Schadstoff – erhöht sind.

Steigt die NO_2-Belastung um zehn Mikrogramm pro Kubikmeter Luft, werden in Berlin zehn Prozent mehr Asthma-Patientinnen und -Patienten ins Krankenhaus eingeliefert. Bemühungen um eine bessere Luftqualität (zum Beispiel Dieselrußpartikelfilter, Ausweitung des Öffentlichen Nahverkehrs und mehr Radwege) zahlen sich nicht nur für diesen Personenkreis aus.

Die Umwelthormone (endogene Disruptoren)

Man findet sie im Wasser oder in der Nahrung, in Kosmetika, Kinderspielzeug oder Gebrauchsgegenständen: Hormonaktive Substanzen oder endogene Disruptoren, verkürzt oft „Umwelthormone“ genannt. Das bezeichnet hormonell wirksame Substanzen, die in unserem Körper eine Wirkung entfalten. Sie können auf verschiedenen Wegen in unseren Körper gelangen.

Umwelthormone in unserem Körper

Was wären wir nur ohne Plastik? Wir nutzen es nahezu überall und für alles. Leider birgt der praktische Stoff auch Gesundheitsrisiken, denn in vielen Kunststoffartikeln stecken chemische Inhaltsstoffe, die auf unser Hormonsystem einwirken – die Umwelthormone.

Aber nicht nur in Plastik findet man diese Substanzen. Mittlerweile sind sie in der Luft, im Boden sowie im Wasser vorhanden. Leider sind sie immer noch nicht ausreichend reguliert, kritisiert Hubert Weiger, Präsident des Naturschutzbundes BUND: „Wir haben die Bevölkerung mit dem höchsten Umweltbewusstsein, die aber gleichzeitig den meisten Chemikalien schutzlos und ohne Information ausgesetzt ist.“

Zu den bekanntesten Umwelthormonen zählen die Polychlorierten Biphenyle (PCB). Früher wurden sie vor allem als Hydraulik- oder Isolieröle verwendet. Aber dazu gehören auch Weichmacher wie Phthalate und Bisphenol A (BPA), die bei Verbrennungsprozessen entstehenden Dioxine oder das früher großflächig zur Insektenbekämpfung eingesetzte DDT. „Einige dieser Substanzen sind schon seit Jahren verboten, finden sich jedoch noch immer in der Umwelt", sagt Professor Dr. rer. nat. Josef Köhrle, ehemaliger Direktor des Instituts für Experimentelle Endokrinologie an der Charité-Universitätsmedizin Berlin und Präsident der DGE (Deutsche Gesellschaft für Endokrinologie). Polychlorierte (vielfach chlorierte) Biphenyle werden seit Beginn der 80er-Jahre in vielen Ländern nicht mehr hergestellt und seit 2001 sind sie weltweit verboten. Dennoch kann man sie noch heute auf der ganzen Welt nachweisen – auch in unserem Körper. Man kennt sie auch aus den Polarregionen. Dorthin gelangten sie über Luft- und Wasserströmungen.

Da viele endokrine Disruptoren aufgrund ihrer chemischen Struktur sehr stabil sind, reichern sie sich in der Umwelt, in der Nahrungskette und letztlich auch im Fettgewebe von Menschen an. Auf diese Weise können auch ursprünglich geringe Konzentrationen zu gesundheitlich relevanten Belastungen führen. Derzeit stuft man mehr als 1000 Substanzen als endokrine Disruptoren ein. Man kennt insgesamt etwa 100 000 chemische Verbindungen, von denen bisher nur ein kleiner Bruchteil auf mögliche endokrin aktive, schädliche Wirkungen geprüft sind.

Fachgesellschaften, die sich mit Hormonen weltweit beschäftigen, fordern, die bereits als endokrine Disruptoren bekannten Substanzen konsequent aus dem Verkehr zu ziehen. Zusätzlich sollten neue chemische Stoffe auf ihre Unbedenklichkeit überprüft werden – und zwar, bevor sie in großem Maßstab produziert und in Umlauf gebracht würden. Es ist selbstverständlich auch nicht sinnvoll, bekannte endokrine Disruptoren durch verwandte, aber noch wenig untersuchte Verbindungen zu ersetzen. Diese könnten das Hormonsystem aus der Balance bringen und gefährden ebenfalls die Gesundheit – nur: das weiß man eben noch nicht. „Nur wenn Produzenten und Vertreiber nachweisen müssen, dass neue Substanzen nicht als endokrine Disruptoren wirken, können gesundheitliche Risiken verhindert werden", so Prof. Dr. Köhrle.

Wie funktionieren Umwelthormone?

Umwelthormone können die natürliche biochemische Wirkung von Hormonen auf verschiedenen Ebenen stören. Das betrifft zum Beispiel:

- die Stärke der Wirkung
- die Hormonkonzentration und
- die Hormonwirkung.

Gemeinsam ist allen Umwelthormonen, dass sie hormonelle Vorgänge im menschlichen Körper imitieren oder stören. Die hormonähnliche Wirkung der Substanzen erkennt man oft erst, wenn Störungen sichtbar geworden sind. Dann kann es zu Verboten kommen. Schon lange werden Weichmacher im Plastik kritisiert. Dazu gehören vor allem Bisphenol A und Phthalate.

Die Europäische Union hat ihre Verwendung mehrfach eingeschränkt. So dürfen seit 2007 bestimmte Phthalate nicht mehr bei der Produktion von Babyartikeln und Kinderspielzeug verwendet werden. Ähnliches gilt für Lacke, Farben und Kosmetika. Bei Lebensmittelverpackungen wurden immerhin die Grenzwerte gesenkt. Leider findet man sie nach wie vor in Medizinprodukten und Medikamenten, sogar in hoher Konzentration. Das betrifft zum Beispiel Blut- sowie Infusionsbeutel und Arznei-Kapseln.

Was passiert mit den Umwelthormonen in unserem Körper?

Die Umwelthormone wirken in unserem Körper, wenn sie eine Stelle bei uns finden, an die sie andocken können – statt des eigentlichen Hormons. Lagern sich die Umwelthormone dort an, werden all diese Stellen besetzt und die Zelle bildet mehr Rezeptoren, damit sie die jeweilige Substanz besser aufnehmen kann. Dadurch werden wir empfindlicher für den hormonell wirksamen Stoff.

Irgendwann sind alle Rezeptoren besetzt. Aber schon davor, wenn die Hälfte besetzt ist, schalten sich die zuständigen Gene ab und andere Erbfaktoren beginnen die Reaktion zu hemmen.

Eine andere Wirkung betrifft die körpereigenen Hormone. Die unheilvollen Substanzen wirken genauso wie sie und wenn es zu viel wird, reduzieren unsere Hormondrüsen ihre Produktion. Andere Umwelthormone inaktivieren unsere körpereigenen Hormone, indem sie Transportmoleküle besetzen, mit deren Hilfe beispielsweise Testosteron ins Gehirn gelangt.

Eine weitere Möglichkeit ist, dass die Umwelthormone Enzyme (s. Anhang, Lexikon) angreifen, die zur Bildung von Hormonen benötigt werden. Dann ist es möglich, dass der Abbau von bestimmten Hormonen verlangsamt wird.

Mögliche Folgen sind, dass die Konzentration bestimmter Hormone ansteigt. Ist zum Beispiel Östrogen betroffen, kann es zur Verweiblichung kommen. Wie bei wirklichen Hormonen reichen für eine Störung des Hormonhaushalts bereits winzige Mengen eines Umwelthormons aus.

Mutter-Kind-Studien an 600 Teilnehmern zeigten deutlich, dass Umwelthormone die Anzahl der Asthma- und Neurodermitisfälle erhöhen. Bei allen Teilnehmern wurden Rückstände von Phthalaten im Blut nachgewiesen. Diese hatten einen starken Einfluss auf die Krankheitsfälle, so die Entwicklung einer Neurodermitis im ersten bis zum dritten Lebensjahr.

Wo findet man die Umwelthormone?

Umwelthormone sind in vielen Plastikprodukten, Autozubehör und sogar im Essen zu finden, dann in Kinderspielzeug, in Pestiziden für die Landwirtschaft oder in Bioziden für die Schädlingsbekämpfung außerhalb davon. Jedes dritte Kosmetikum ist betroffen. Aufgrund ihrer geringen Größe gelangen sie über die Atmung, aber auch durch die Haut in die Körper von Tier sowie Mensch und greifen dort in das Hormonsystem ein.

In der folgenden Tabelle sehen Sie einige Umwelthormone und worin man sie findet:

Umwelthormone	Enthalten in
Atrazin	Pestiziden
Benzyl Salicylate	Kosmetika
Bisphenol A (BPA)	Kunststoffen (Polycarbonat) und Epoxidharzen
Carbaryl	Pestiziden
2,4-Dichlorphenoxyessigsäure	Pestiziden

Umwelthormone	Enthalten in
Dioxine	Abfallprodukten verschiedener Verbrennungsprozesse
Ethinylestradiol	Medikamenten, vor allem zur Empfängnisverhütung
Malathion	Pestiziden
Parabene	Kosmetika, Lebensmittel, Medikamente
PCB (Polychlorierte Biphenyle)	Künstlichen Stoffgemischen, vor allem für elektrotechn. Bauteile, Fugenmassen und Anstriche
Phthalate	v. a. Weichmacher für Kunststoffe
Propylparaben	Kosmetika
Triclosan und Triclocarban	Kosmetika
Bisphenone und Metylbenzylidin-Campher (MBC)	Sonnenschutzmittel

Tabelle Umwelthormone; Pestizide = Schädlingsbekämpfungsmittel; Quelle: Flemmer: Die faszinierende Welt der Hormone; Goldegg-Verlag Wien

Parabene und Asthma

Parabene zählen ebenfalls zu den Umwelthormonen. Man findet sie als Konservierungsmittel in Lebensmitteln, Kosmetika, Zigaretten und in Industriestoffen wie Leimen, Farben & Co.

In Lebensmitteln können Parabene pseudoallergische Reaktionen auslösen.

So kann E 215 zu Hautausschlägen, verschwommenem Sehen und Atembeschwerden führen. Diese Reaktionen kennt man vor allem von empfindlichen Menschen, sowie bei denjenigen, die bereits auf Aspirin und /oder Benzoesäure sensibilisiert sind oder unter Asthma leiden.

Wie kann ich mich selbst schützen?

Leider sind die Möglichkeiten des Selbstschutzes sehr begrenzt, da man Umwelthormone weder sehen noch riechen kann. Eine Möglichkeit besteht darin, beim Kauf von Plastik-Produkten auf den Zusatz „PVC-frei“

zu achten, denn PVC kommt im Gegensatz zu einigen anderen Kunststoffen nicht ohne Weichmacher aus.

Im ökologischen Anbau dürfen keine künstlich hergestellten Pestizide angewendet werden, so dass man sich durch den Kauf von Bioprodukten weniger belastet. Davon abgesehen dürfen für Bioprodukte auch weniger Zusatzstoffe eingesetzt werden.

Der Bund für Umwelt- und Naturschutz (BUND) ist tätig geworden: Die Umweltorganisation hat einen Produktcheck entwickelt, der Verbrauchern hilft, Kosmetikartikel (und Kinderspielzeug) auf hormonell wirksame Schadstoffe zu testen. Dafür gibt es die kostenlose App „ToxFox". Mit ihrer Hilfe kann man den Strichcode der Produkte scannen. Damit erhält man dann Informationen darüber, ob das Produkt hormonell wirksame Stoffe enthält. Zusätzlich findet man dort auch die Möglichkeit, den Strichcode am Computer einzugeben. Getestet werden unter anderem Stoffe wie Bisphenol A, Weichmacher oder Parabene.

Ein Lichtblick ist, dass es mittlerweile Weichmacher gibt, die einige der besonders schädlichen Substanzen ersetzen können.

Feinstaub

Ob man es will oder nicht, aber überall in der Luft schwirren ultrafeine Staubteilchen herum. Sie sind federleicht und winzig klein. Es sind auch nicht gerade wenig: Milliarden Partikel in jedem Kubikmeter Luft. Dieser Feinstaub ist maßgeblich an der Zunahme von Asthma beteiligt. Ganz allgemein verkürzt die Feinstaubbelastung die durchschnittliche Lebenserwartung in Deutschland schon heute um etwa ein Jahr.

Woher kommt der Feinstaub?

Feinstaub ist eine Folge unserer Industriegesellschaft. Diesel- und Benzinmotoren produzieren einen Großteil davon durch unvollständige Verbrennung.

Zu dieser Quelle kommt im Grunde noch einmal dieselbe Quelle: der Abrieb von Autoreifen, Bremsen und Straßenbelag. Es folgen Industrieabgase und der Luftverkehr. Sie alle tragen ihren Anteil zur bedenklichen Konzentration ultrafeiner Stäube in unserer Atemluft bei.

Der Autoverkehr ist bezüglich Feinstaub problematisch. Man hat aber festgestellt, dass Holzöfen noch problematischer sind. Hier helfen nur moderne Filtersysteme.

In Deutschland verursachen folgende Quellen den Feinstaub in der Luft:

- 26 % die Energieerzeugung: größter Erzeuger für Feinstaub bei uns
- 20 %: Holzöfen – sie emittieren 2,5-µm-Partikel
- 19 %: Straßenverkehr, vor allem im Winter
- 5 % Landwirtschaft.

Der letzte Punkt wird scharf diskutiert. Manche behaupten, die Landwirtschaft sei zu 40 % an den Feinstaubemissionen beteiligt – durch Nutztiere in der Massentierhaltung.

Man kann es als Vorteil ansehen oder nicht: der Feinstaub ist menschengemacht und könnte daher zumindest reduziert werden. Und: die Belastung ist geringer als noch vor Jahren. Aber: Es gibt mehr Ultrafeinstaub in der Luft.

Generell liegt die Konzentration von Feinstaub mit Partikeldurchmessern kleiner als 2,5 µm (PM2,5) in der verschmutzten Luft von Ballungsräumen bei bis zu mehreren hundert Mikrogramm pro Kubikmeter. Vergleicht man dies mit der reinen Luft eines Regenwaldes, so liegt dies zehn bis hundert Mal höher.

Der Feinstaub wird in verschiedene Größen eingeteilt

Feinstaub besteht aus besonders kleinen Schwebteilchen, die oft Schadstoffe wie Ruß oder Blei enthalten. Je nach Partikelgröße unterteilt man ihn in 3 Klassen:

1. Bis 10 µm: Die größten Teilchen sind etwa 10-mal dünner als die Dicke eines Haares. Dieser Teil des Feinstaubs gelangt in die Atemwege, zum Teil können wir die Partikel mit Hilfe der feinen Härchen und dem klebrigen Schleim in der Nase oder den Bronchien abfangen und abhusten. Ab einer gewissen Anzahl schwellen die Nasenschleimhäute an.
2. Bis 2,5 µm: Dieser Teil des Feinstaubs gelangt in die Lunge und kann die Bronchien entzünden, das heißt: im schlimmsten Fall entsteht eine Lungenentzündung. Es kann sich aber auch Asthma entwickeln.

3. Bis 0,1 µm: Diese Teilchen gelangen ins Blut. Sie können sich in den Gefäßen festsetzen und damit das Risiko vergrößern einen Schlaganfall oder Herzinfarkt zu erleiden.

20 000-mal am Tag atmen wir. Dabei gelangen 10 000 bis 20 000 l Luft in unsere Bronchien.

Zusätzlich unterteilt man den Feinstaub in zwei weitere Kategorien:

1. Primärer Feinstaub: er entsteht direkt. Beispiele wären der Reifenabrieb oder die Partikel, die bei der Holzverbrennung entstehen.
2. Sekundärer Feinstaub: er bildet sich erst in der Luft. Er entsteht zum Beispiel aus dem Ammoniak der Gülle und verbindet sich mit anderen Stoffen in der Luft zum Feinstaub.

Unsere arme Lunge

Aufgrund ihrer geringen Größe können Feinstaubpartikel ungehindert bis in die feinsten Verästelungen der Lunge vordringen – sie umgehen ihr Reinigungssystem. Größere Partikel können wir bereits in der Nase oder in den Bronchien durch feine Härchen und klebrigen Schleim aus der Atemluft herausfiltern. Feinstaub dagegen dringt bis tief in die Lungenbläschen vor. Dort löst er als Fremdkörper Entzündungen aus.

Kommt man viel mit Feinstaub in Berührung, hat man ein erhöhtes Lungenkrebsrisiko. Bei Asthmatikern verschlimmert sich die Atemnot. Der Feinstaub kann sogar die feine Haut der Lungenbläschen durchdringen. Auf diese Weise wird er vom Blut aufgenommen und in andere Organe hineingespült. Als Folge steigt auch das Risiko, einen Herzinfarkt zu erleiden, denn die Partikel setzen sich in den Gefäßen fest.

Saubere Luft erwünscht!

Die Europäische Union hat Grenzwerte festgesetzt, um die Feinstaubkonzentration in der Luft einzudämmen. Das bedeutet, dass die Partikelkonzentration im Tagesmittelwert nicht höher sein darf als 20 Mikrogramm pro Kubikmeter. Jedoch liegt die Belastung in vielen Gebieten Deutschlands zwischen 30 und 40 Mikrogramm pro Kubikmeter.

Diese hohen Werte findet man vor allem an stark befahrenen Straßen in den Großstädten. 35 Grenzwertüberschreitungen im Jahr sind zugelassen. Bei Überschreitung muss die jeweilige Stadt einen verpflichtenden

Luftreinhalteplan erstellen. Dieser Plan zeigt die ergriffenen Maßnahmen auf, um die Feinstaubkonzentration zu reduzieren.

Die grüne Plakette
Damit die Luft sauberer wird, führten viele Städte sogenannte Umweltzonen ein, in die nur Autos fahren dürfen, die einen geringen Feinstaubausstoß haben. Eine andere Möglichkeit ist es, bei Überschreitung der Grenzwerte ganze Straßen für den Lastverkehr zu sperren. Eine weitere Maßnahme besteht in der steuerlichen Förderung von Partikelfiltern in Dieselfahrzeugen. Haben LKWs derartige Filter, müssen sie weniger Mautgebühren auf deutschen Autobahnen bezahlen.

Feinstaub zu Hause?
Feinstaub – davon hört man oft von Verkehrsberichten – aber zu Hause? Leider gibt es auch da Feinstaub: Kerzen, der Grill und der Staubsauger, Kamine, das Kochfeld und der Ofen.

Üblicherweise besteht Feinstaub aus einem Gemisch von Abriebmaterial von Gummi, Metallen wie Aluminium, Ruß und Pollen. Wichtig ist das Gewicht pro m^3 Luft.

Ein größeres Problem ist auch das Schweröl, welches anstelle von Diesel verwendet wird, zum Beispiel bei Kreuzfahrtschiffen und größeren Tankschiffen. Sie gelangen auch leider bis an die Küsten und machen die Luft deutlich schmutziger. Dann kann man nur noch die Fenster schließen.

Was kann man tun?
- beim Kochen immer den Abzug einschalten
- den Staubsauger mit Feinfiltern ausrüsten
- kein Fleisch aus Massentierhaltung
- kein Silvesterfeuerwerk
- weniger Auto fahren.

Es gibt auch gesunden Feinstaub. Das sind die Aerosole aus dem Meer, die der Lunge guttun. Deshalb sind Kuren am Meer sehr gut. Aber auch ein Spaziergang oder Joggen im Wald und in den Bergen sind vorteilhaft – nicht nur für die Lungen.

Ozon

Der Ozongehalt in der Umgebungsluft ist nach wie vor hoch und belastet die menschliche Gesundheit. Verschärft wird die Situation durch den Klimawandel, insbesondere da heiße Sommer wie 2003, 2015 und 2022 in der Zukunft häufiger auftreten werden und das Ozonproblem erneut verschärfen. Je nach Berechnung könnte sich die Anzahl der Sommertage (über 25 °C) verdoppeln. Deshalb werden wir nicht umhinkommen, den Ausstoß von Klimagasen und Ozonvorläufern deutlich zu reduzieren.

Ozon kann, vor allem in Kombination mit Hitze, ernsthafte gesundheitliche Probleme verursachen. Atemwegserkrankungen nehmen zu. Die Symptome von Asthma und Allergien werden schlimmer und Todesfälle häufen sich. Als die große Hitzewelle 2003 auftrat, gab es 7 % mehr Todesfälle. Inzwischen wurden die so genannten Ozonvorläufer – Kohlenwasserstoffe und Stickoxide, aus denen Ozon entsteht – seit Mitte der 80er Jahre um bis zu zwei Drittel reduziert.

Dennoch wird der Grenzwert für Ozon nach wie vor häufig überschritten. Die Gründe sind zum einen, dass die Reduktion der Vorläufer nicht zu einer gleich großen Minderung von Ozon führt. Das zeigt, dass eine noch stärkere Reduktion der Vorläufersubstanzen erforderlich ist, um die notwendige Verbesserung zu erreichen. Dazu kommt, dass die Ozonvorläufer im letzten Vierteljahrhundert insbesondere in den Boomländern Südostasiens stark zugenommen haben. Obwohl sie weit entfernt sind, verfrachten sie dennoch die entsprechende Luftverschmutzung bis nach Europa.

Einige Schimmelpilzarten sind gesundheitsschädlich

Bei Schimmelpilzen hat man eine große Artenvielfalt festgestellt. An Fassaden und im Innern von Gebäuden entdeckte man etwa 200 verschiedene Arten. Dabei gelten etwa 40 Species als gesundheitsschädlich.

Gefährdet sind diejenigen Personen, die aufgrund einer Vorerkrankung ein geschwächtes Immunsystem aufweisen und deshalb empfindlich reagieren, wenn sie mit der Atemluft oder der Nahrung Schimmelpilzsporen aufnehmen.

Die Folgen können dann allergische Erkrankungen wie Asthma sein. Typisch sind aber auch häufiges Niesen, Schnupfen, gerötete Augen, Husten, Atemnot und Kopfschmerzen bis hin zu Hautreizungen und Schlaflosigkeit.

Schimmel im Babyzimmer

Eine amerikanische Studie zeigte, dass das Aufwachsen in einem von Schimmel befallenen Heim bedeutet, dass sich noch im Kindesalter mehr als doppelt so häufig Asthma entwickelt. Insbesondere die Belastung in der ersten Lebenszeit hat offenbar deutlich schwerwiegendere Auswirkungen als in der späteren Kindheit. Dennoch ist das Erkrankungsrisiko dann am höchsten, wenn eine Veranlagung für Asthma in der Familie vorliegt. Dieses Risiko wird im Laufe des Lebens geringer; so hatte die Schimmelpilzbelastung im Alter von sieben Jahren keinen merklichen Einfluss mehr. Das verhält sich beim Passivrauchen genau umgekehrt: Wurde im Haushalt Siebenjähriger geraucht, wirkte sich das sehr negativ auf das Kind aus, während der Zigarettenrauch im Säuglingsalter das Risiko offensichtlich nicht beeinflusste. Eine Klimaanlage reduzierte das Erkrankungsrisiko – egal in welchem Alter.

Überflüssige Enzyme in Reinigungsmitteln

Auf fast allen Reinigungs- oder Waschmitteln finden Sie den Begriff „Enzyme“. Dabei handelt es sich um Eiweißverbindungen, die ermöglichen, dass man die Wäsche etc. nicht bei hohen Temperaturen waschen muss. Asthmatiker sollten auf Reinigungsmittel besser verzichten, wenn sie Enzyme enthalten. Man benötigt sie auch nicht für eine saubere Wohnung. Wenn Sie dazu Genaueres wissen wollen, finden Sie Alles über nötige und unnötige Reinigungsmittel in meinem Buch „Die giftfreie Wohnung“ (s. Anhang, Quellen: Flemmer).

Schaben lieben Küchen und können Asthma auslösen

Schaben übertragen Bakterien sowie andere Keime und können Allergien sowie Asthma auslösen. Bei uns findet man vor allem die sogenannte Küchenschabe und die deutlich kleinere Deutsche Schabe. Die exotischen Varianten bringt man mit Lebensmittelkartons oder in Reisekoffern unbeabsichtigt mit. Die unangenehmen Tiere mögen es besonders gerne warm und feucht. In Küchen finden sie Nahrung und können sich dort gut verstecken. Ein einziges weibliches Tier produziert bis zu 400 Nachkommen. Sie sollte man also so schnell wie möglich beseitigen.

Am besten man beauftragt dafür einen Kammerjäger. Ein Profi erkennt auch den Ursprungsherd des Befalls, der oft außerhalb der eigenen Wohnung (z.B. im angrenzenden Gastronomiebetrieb) liegt. Dann auch besser sofort den Hausbesitzer oder die Hausverwaltung benachrichtigen.

Als Laie tut man sich mit Bekämpfungsmaßnahmen oft schwer, da die Verstecke der Schaben nicht gefunden werden und die tatsächliche Ausdehnung des Befalls in einem Gebäude oft unterschätzt wird. Den Kammerjäger sollte man aufgrund der hohen Vermehrungsrate der Tiere sehr schnell holen. Dazu kommt, dass man erst herausfinden muss, welche Schabenart sich eingenistet hat, da unterschiedliche Arten verschiedene Bekämpfungsstrategien erfordern.

Unbedingt vermeiden sollte man eine chemische Bekämpfung mit Insektengiften, um zum einen Gesundheitsrisiken und zum anderen Resistenzen bei den Schaben zu verhindern. Sie wandern dann auch möglicherweise in noch unbelastete Räume ab.

Vorsicht: Schaben nicht erschlagen oder zertreten, denn dadurch werden viele Jungtiere und/oder Eier frei, die die Weibchen mit sich tragen. An den Schuhen kleben dann möglicherweise die Eier und werden bei jedem Schritt verteilt.

Bestimmte Antibiotika erhöhen das Asthmarisiko für Kinder

Nehmen Kinder bestimmte Antibiotika (sogenannte Makrolid-Antibiotika) ein, kann dies die Darmflora nachhaltig schädigen, denn dadurch reduziert sich die Vielfalt der Darmbakterien deutlich. Nützliche Mikroben gehen dadurch stark zurück und sind teilweise kaum noch nachweisbar. Dafür findet man andere, ungünstige Bakterientypen wie Proteobacteria und Bacteroides häufiger. Das wiederum erhöht das Risiko für Asthma und Übergewicht. Auch bestimmte Verdauungsenzyme werden langfristig in geringeren Mengen gebildet.

Die Medikamente sollten daher nur eingesetzt werden, wenn es keine Alternativen gibt.

Die Darmflora benötigt mindestens ein Jahr Zeit, um sich von einer Antibiotika-Behandlung zu erholen. Bekommt ein Kind mehrfach Antibiotika in seinen ersten Lebensjahren, kann sich das Mikrobiom kaum regenerieren und verändert sich langfristig.

Putzmittel

Beim Putzen will man Dreck und Krankheitskeime loswerden. Die Wahl der richtigen Putzmittel ist wichtig, um Asthma nicht zu verstärken.
Die Mittel enthalten oft künstliche Stoffe, die den Atemwegen schaden können. Es gibt sogar Untersuchungen, die zeigten, dass das Risiko für Asthma und Atembeschwerden unter Putzfachkräften größer ist und sogar das Putzen zu Hause Risiken bergen kann.

Die European Community Respiratory Health Survey untersuchte die in über 20 Jahren gesammelten Daten zur Lungengesundheit und dem Lebensstil von über 6200 Probanden. Diese Teilnehmer wurden in diesem Zeitraum drei Mal befragt. Sie sollten Angaben machen z. B. zu Beschwerden der Atemwege und Allergien, ihrem beruflichen Werdegang, ob sie Sport treiben, wie sie wohnen, ob Haustiere im Haushalt sind, zu Ernährungsgewohnheiten, Rauchverhalten und welche Medikamente sie einnehmen. Damit wollte man Faktoren entdecken, die die Lungengesundheit der Teilnehmer beeinflussen können. Zusätzlich wurde die Lungenfunktion der Teilnehmer getestet.

Putzen scheint wie Rauchen zu wirken

Von den Teilnehmerinnen putzten 85 % regelmäßig mindestens einmal pro Woche zu Hause. Bei den Männern waren es immer noch 46 %. Die Lungenfunktion nahm bei den Frauen, die zu Hause für das Putzen zuständig waren oder die als Reinigungsfachkraft tätig waren stärker ab, wenn sie putzten. Auslöser des Verlustes der Lungenfunktion sind offensichtlich sowohl Reinigungssprays als auch andere Putzmittel. Es stellte sich heraus, dass der regelmäßige Kontakt der Atemwege mit Stoffen aus Reinigungsmitteln einen langfristig schädigenden Effekt hat, der sich erst nach zehn bis 20 Jahren zeigt. Die Auswirkung scheint ungefähr so schädigend zu sein wie das Rauchen von zehn bis 20 Schachteln Zigaretten, entsprechend z. B. zehn oder 20 Jahre lang täglich 20 Zigaretten geraucht zu haben. Raucht man 20 Zigaretten und mehr pro Tag spricht die Weltgesundheitsorganisation (WHO) von einem „starken Raucher".

Männer scheinen nicht so empfindlich auf Putzmittel zu reagieren

Bei Männern scheinen sich die Putzmittel nicht negativ auszuwirken. Männer-Lungen scheinen widerstandfähiger zu sein als die Lungen von Frauen. Das deckt sich mit Beobachtungen, die man zuvor bereits bei Tabakrauch oder Holzstäuben in der Luft gemacht hatte.

Frauen entwickeln schneller Atemwegserkrankungen als Männer. Jedoch kann dies auch daran liegen, dass Männer seltener putzen bzw. als Fachkräfte im Bereich Reinigung arbeiten. Daher ist die Basis der Auswertung hier dünner.

Fazit: Die chemischen Inhaltsstoffe von Putzmitteln können langfristig die Gesundheit der Atemwege beeinträchtigen. Insbesondere bei Frauen, die regelmäßig beruflich oder privat putzen, gibt es offensichtlich einen Zusammenhang zu einer späteren verstärkten Abnahme der Lungenfunktion. Daher sollte man versuchen den Kontakt zu schädigenden Putzchemikalien zu vermeiden, wann immer möglich. Generell sollte man keine Sprays und Pulver zum Reinigen verwenden, da sich deren Inhalt sehr fein verteilt. Deshalb können sie schneller eingeatmet werden.

Besser ist, es flüssige Reiniger zu verwenden. Sie können mit einem feuchten Tuch oder einem Schwamm verteilt werden. Mikrofasertücher kommen mit sehr wenig Reinigungsmittel aus.

Man sollte auch wissen, dass Allergiker vor allem auf Konservierungsmittel oder Duftstoffe reagieren. Dies gilt auch für natürliche Duftstoffe aus Pflanzenölen. Insbesondere Zitrusöle oder Pinienharze, die in manchen Bio-Reinigern enthalten sind, kennt man als Allergie- und Asthmaauslöser.

Reichlich Chemie findet man oft in Toiletten- und Rohrreinigern. Diese kann Haut und Atemwege selbstverständlich ebenfalls angreifen.

7. Die Therapie

Damit man bei einem Asthma-Anfall nicht panisch reagiert, ist es wichtig, dass man lernt, mit der Krankheit umzugehen. Dabei helfen Ärzte, Selbsthilfegruppen sowie Asthmazentren und -kliniken. Sie bieten dafür Schulungen an. Dann lernt man Medikamente richtig zu dosieren und anzuwenden. Man wird trainiert, das Verhalten an die Erkrankung anzupassen – das gilt auch für Kinder.

Obwohl Asthma nicht heilbar ist, kann man die Krankheit gut mit Arzneimitteln kontrollieren. Damit kann man nicht nur die Lebensqualität weitgehend erhalten, auch nahezu die volle körperliche Leistungsfähigkeit bleibt bestehen.
Dafür sind mehrere Schritte erforderlich:

1. Arzneimittel, die die Beschwerden lindern und helfen die Asthmaanfälle in den Griff zu bekommen, verschreiben lassen (s. Folgendes).
2. So weit möglich die Auslöser der Erkrankung meiden und bei Allergien möglichst eine Hyposensibilisierung durchführen.
3. Impfungen: Infekte können die Asthmasymptome verschlechtern und Impfungen können dies verhindern. Empfohlen wird im Herbst

eine Grippeimpfung. Zusätzlich kann eine Pneumokokken-Schutzimpfung vor einer gefährlichen Lungenentzündung schützen.

4. Patientenschulung: Man kann das Atmen durch bestimmte Körperhaltungen und Atemtechniken erleichtern. Bestimmte Muskeln, die normalerweise die Arme an den Körper heranführen, können helfen, den Brustkorb zu weiten. Ihr Arzt kann Ihnen solche Haltungen und Techniken zeigen oder sie auf eine entsprechende Schulung schicken. Zusätzlich lernt man dort, wie man seinen Alltag mit der Krankheit bewältigen kann und vor allem, wie man mit Beschwerden – auch in akuten Notfällen – umgehen kann. Dazu gehört auch die richtige Anwendung der jeweils verordneten Medikamente und welche Maßnahmen bei Asthmaanfällen nötig sind. Die Schulungsprogramme für Asthmatiker haben sich als sehr wirkungsvolle Hilfe für die Patienten herausgestellt. Die Krankenkasse übernimmt die Kosten dafür. Auch für Kinder gibt es spezielle Asthmaschulungen – und für Eltern, die viel über den Umgang mit der Krankheit ihres Kindes lernen können.
5. Die Symptome von Asthma im Auge behalten. Am besten man legt ein Asthmatagebuch (s. Kapitel 8. Weitere Selbsthilfe-Tipps) an, um jede Veränderung der Asthmasymptome zu dokumentieren. Das ist eine gute Grundlage für den nächsten Arztbesuch.
6. Man sollte Frühwarnsymptome kennen. Dafür beobachtet man am besten, ob
   - sich der Auswurf verändert,
   - man sich müde fühlt,
   - die körperliche Belastbarkeit nachlässt,
   - der Peak-Flow-Wert im Tagesverlauf größere Schwankungen aufweist.

   Mit diesen Daten können Sie Ihre Situation besser einschätzen und frühzeitig bei Verschlechterungen gegensteuern. Je mehr Details und Zusammenhänge Sie kennen, desto weniger können Sie überrascht werden.

   Selbstverständlich gilt dies auch für Ihr Kind. Es sollte seine Symptome ebenfalls sehr genau kennen.

7. Bewegung ist wichtig. Alle Asthmatiker sollten aktiv sein und sich regelmäßig bewegen. Allein schon dadurch können Asthmasymptome nachgewiesenermaßen reduziert werden. Am besten bespricht man mit seinem Arzt, welche Sportart die geeignetste ist (mehr dazu s. Teil III).
8. Auf das Gewicht achten (s. Teil II, Kapitel 7).
9. Aktiv- und Passivrauchen nicht in der Umgebung von Asthmatikern.
10. Entspannen tut gut. Sorgen und Stress können auch Atemnot auslösen. Dagegen können Yoga, autogenes Training etc. helfen.
11. Unterstützung gibt es von verschiedenen Seiten. Ihr soziales Umfeld – Familie, Bekannte und Freunde, bei Kindern auch Lehrer – kann Ihnen helfen, mit der Krankheit umzugehen. Auch, wenn Sie eine Atemnot verspüren, sollten dies anwesende Personen erfahren. Damit kann nicht Jeder und Jede gleich gut umgehen. Vielleicht haben Sie nette Kollegen, eine fleißige Nachbarschaftshilfe, eine Selbsthilfegruppe oder Verbände (s. Adressteil im Anhang) in Ihrer Nähe. Möglicherweise haben Sie Lust, selbst eine zu gründen.
12. Ein Notfallplan in der Tasche beruhigt.
13. Hat man Asthma – egal ob als Erwachsener oder Kind –, beruhigt es, wenn man für Notfälle gerüstet ist. Dafür kann man mit seinem Arzt einen persönlichen Maßnahmenplan erstellen, damit Sie bzw. Ihr Kind im Notfall auf einen Blick sehen kann, was zu tun ist.

Das Ziel der Behandlung

Ziel der Therapie ist es, zu erreichen, dass die Krankheit nicht weiter voranschreitet bzw. bei Kindern auch wieder ganz verschwindet. Man nennt dies „Asthmakontrolle".

Die Erkrankung gilt als kontrolliert, wenn nur sehr selten Beschwerden auftreten und praktisch keine Einschränkungen – sowohl körperlich als auch seelisch – vorhanden sind.

Gut kontrolliert ist Ihr Asthma, wenn:

- Höchstens 2 x pro Woche Symptome (tagsüber) auftreten
- Die Alltagsaktivität uneingeschränkt möglich ist

- Keine nächtlichen Symptome auftreten
- Man höchstens 2 x pro Woche die Notfall- bzw. Bedarfsmedikation benötigt.

Sind nicht alle Kriterien erfüllt, nennt man das ein „teilweise kontrolliertes Asthma".

Werden mehr als drei Kriterien nicht erfüllt (zum Beispiel Asthmaanfälle auch nachts, häufige Symptome am Tag sowie eine eingeschränkte Lungenfunktion), ist das Asthma nicht kontrolliert.
Das Ziel muss sein, ein kontrolliertes Asthma zu erreichen und das Risiko für zukünftige Asthmaverschlechterungen zu reduzieren.

Für Kinder unter 6 Jahren gilt dies, wenn:

- Höchstens 1 x pro Woche Symptome (tagsüber) auftreten
- Die Alltagsaktivitäten nicht eingeschränkt sind
- Keine nächtlichen Symptome auftreten
- Höchstens 1 x pro Woche Notfall- bzw. Bedarfsmedikation erforderlich ist

Dies erreicht man mit Hilfe von:

- Medikamenten und der richtigen Inhalationstechnik (s. folgendes)
- Gutem Selbstmanagement
- Einleiten von Sofortmaßnahmen bei Auftreten von Luftknappheit (Erklärung folgt).

Müssen Sie oder Ihr Kind ein schnell wirksames Betamimetika-Spray als Bedarfsmedikation häufiger anwenden, zeigt dies eine schlecht eingestellte Asthmatherapie.

Überwachung des Krankheitsverlaufs

Asthma ist eine chronische Erkrankung. Deshalb ist ein regelmäßiger Arztbesuch sinnvoll. Auf diese Weise erfährt man, ob die Therapie auf aktuellem Stand und der eigenen Situation angemessen ist. Auch Nebenwirkungen können auf diese Weise frühzeitig erkannt oder rechtzeitig verhindert werden. Zusätzlich sind regelmäßige Lungenfunktionsprüfungen erforderlich, um die Therapie dem jeweiligen Krankheitsstadium anzupassen.

Zur Selbsthilfe dient ein sogenanntes Peak-Flow-Meter. Als Vergleichswert nutzt man den persönlichen Peak-Flow-Bestwert, also der höchste Peak-Flow-Wert, den man für sich ermitteln konnte, als man gerade beschwerdefrei war. Man pustet kräftig in das Gerät und durch den Atemstoß verschiebt sich der Zeiger, der im Inneren des Geräts von einer Feder gehalten wird. Der erreichte Wert zeigt die augenblickliche Atemwegsweite. Er wird nach dem Ampelschema festgelegt. Liegt er im roten Bereich, somit unter 60 %, sollte man sofort einen Arzt hinzuziehen.

Liegt er im gelben Bereich, entspricht das 60 – 80 % des persönlichen Bestwerts. Dann sollte man nach Rücksprache mit dem Arzt möglicherweise die augenblickliche Medikamentendosis erhöhen. Der Verengung der Atemwege muss man entgegenwirken, indem die Therapie angepasst wird.

Liegt man im grünen Bereich, bedeutet das 80 % des persönlichen Bestwerts. Das zeigt, dass die aktuelle Behandlung ausgezeichnet ist und man sie weiterführen sollte.

Treten gehäuft Verschlimmerungen des Asthmas auf, kann es sinnvoll sein, zusätzlich zur Kontrolle den Anteil des ausgeatmeten Stickstoffmonoxids (NO) zu bestimmen. Dieser Wert steigt, wenn die entzündliche Aktivität in den Atemwegen zunimmt. An diesen Messwerten kann sich auch die inhalative Therapie mit den entzündungshemmenden Steroiden orientieren. Bewährt hat sich genau diese Messung bei schwangeren Asthmapatientinnen. Leider wird die Messung von Stickstoffmonoxid von der gesetzlichen Krankenkasse nicht bezahlt.

Behandlung in Stufen

Man will eine Kontrolle des Asthmas erreichen. Dafür passt ein Arzt die Behandlung dem aktuellen Befinden und Symptomen des Betroffenen und den Lungenfunktionswerten, also dem Grad der Asthmakontrolle, an.

Je nach Bedarf und mit dem Ziel der Asthmakontrolle werden fünf Therapiestufen unterschieden:
Stufe 1: nur kurz wirksame Betamimetika zum Inhalieren für Betroffene mit ganz leichtem sporadisch auftretendem Asthma. Benötigt ein Patient mehr als zweimal pro Woche diese Notfallmedikamente, kommt die 2. Stufe hinzu:
Stufe 2: inhalatives Kortikosteroid, in niedriger Dosis für tägliche Inhalationen. Können diese nicht gegeben werden: Leukotrienrezeptorantagonisten
Stufe 3: inhalatives Kortikosteroid in niedriger Dosis in Kombination mit einem lange wirksamen Betamimetikum oder inhalative Kortikosteroide in mittlerer Dosierung. Zweite Wahl: statt dem Betamimetikum Leukotrienrezeptorantagonisten oder lange wirksame Anticholinergika.
Stufe 4: inhalatives Kortikosteroid in mittlerer bis hoher Dosierung in Kombination mit einem lange wirksamen Betamimetikum. Zusätzlich ein lange wirksames Anticholinergikum. Alternativ: Zusatztherapie mit einem Leukotrienrezeptorantagonisten.
Stufe 5: inhalatives Kortikosteroid in höchster Dosierung. Zusätzlich ein lange wirksames Betamimetikum und ein ebenso lange wirksames Anticholinergikum. Je nach Gegebenheit zusätzlich Anti-Ig-E- oder Anti-Interleukin-5-Antikörper, falls die speziellen Voraussetzungen dafür erfüllt sind. Alternativ: Kortikosteroidtabletten als Dauertherapie

8. Die eingesetzten Medikamente

Es gibt verschiedene Wirkstoffgruppen:

- **Kortikosteroide**: Diese Arzneimittelgruppe nutzt man zum Inhalieren. Sie hemmen die Entzündung in den Bronchien. Infolgedessen sind sie das wichtigste Medikament in der Asthmabehandlung. Sie ähneln dem in der Nebenniere gebildeten Kortison. Nutzt man sie dauerhaft, bewirken diese Sprays ein Abschwellen der Bronchialschleimhaut, verringern die Schleimproduktion und hemmen die allergische Reaktion. Die Dosis wird vom Arzt dem Schweregrad

des Asthmas angepasst. Damit will man eine volle oder zumindest teilweise Kontrolle des Asthmas erreichen.
Ist das Asthma sehr schwer, muss man die Kortikosteroide als Tabletten einnehmen und darf sie beim Nachlassen der Probleme auch nicht selbstständig absetzen.
Nebenwirkungen der inhalierten Kortikosteroide können Heiserkeit und Pilzbefall der Mundschleimhaut (Mund-Soor) sein. Dem kann man zumindest teilweise vorbeugen, indem man die Medikamente vor den Mahlzeiten inhaliert oder anschließend den Mund spült.
Schlimmer ist es bei langfristigem Gebrauch von Kortikosteroiden als Tabletten: Dann kann es zu einer Gewichtszunahme, zu einem Anstieg des Blutzuckerspiegels, Knochenentkalkung (Osteoporose) und Störungen des Mineralhaushalts kommen.

- **Das Notfallspray**: Es gibt auch die kurzwirksamen Betamimetika (auch „Bedarfsspray“ genannt). Es wird inhaliert und hilft bei Bedarf, wenn plötzlich Atemnot oder ein Hustenanfall auftritt. Dieses Medikament erweitert die Atemwege und lindert auf diese Art und Weise die Luftnot. Asthmatiker tun gut daran, ein derartiges Medikament immer griffbereit zu haben. Leider hat das „Notfallspray“ auch Nebenwirkungen, zum Beispiel Herzrasen, Zittern, Unruhe sowie Schlaflosigkeit.
- **Langwirksame Betamimetika**: Diese Medikamente erweitern ebenfalls die Bronchien. Ihre Wirkung hält jedoch länger an als die der kurzwirksamen Betamimetika. Dies kann bei manchen Präparaten aber auch erst später einsetzen. Sie sind für die Dauertherapie und werden ein bis zweimal täglich inhaliert. Dies erfolgt jedoch nur in Kombination mit inhalativen Kortikosteroiden.
- **Leukotrienrezeptorantagonisten**: Diese Medikamente mit dem unaussprechlichen Namen verhindern, dass die sogenannten Leukotriene, das sind Botenstoffe, die an der Entwicklung der Entzündungsreaktion mitbeteiligt sind, ihre Wirkung entfalten können. Diese Arzneistoffe sind jedoch nicht bei allen Patienten wirksam. Sind nach ein bis zwei Monaten Behandlungsdauer keine Besserungen eingetreten, wirkt das Präparat vermutlich nicht. Dann

sollte man mit seinem Arzt sprechen, wie man weiter verfahren soll.

- Anticholinergika hemmen die Wirkung des körpereigenen Botenstoffs Acetylcholin. Er leitet im Nervensystem Nervenimpulse weiter und erweitert ebenfalls die Bronchien. Man kann diese Medikamente bei nicht kontrolliertem Asthma neben inhalativen Kortikosteroiden und langwirksamen Betamimetika als Zusatzbehandlung einsetzen.
- Methylxanthine (zum Beispiel Theophyllin) sind Abkömmlinge der Harnsäure. Sie wirken ähnlich wie Betamimetika und erweitern die Bronchien. Die Wirkung ist allerdings deutlich schwächer als bei Betamimetika. Zusätzlich haben sie zum Teil schwerwiegende Nebenwirkungen, so dass sie nur als Reservemedikament angewendet werden, wenn die übrigen Therapiemöglichkeiten nicht ausreichen.

Die Stiftung Warentest hat im Juli 2022 einen Test der wichtigsten Medikamente veröffentlicht (www.test.de/medikamente/krankheit/asthma-k294/). Dort finden Sie auch eine genaue Beschreibung der Medikamente und ihre Anwendung.

Auslöser vermeiden

Kennt man die Auslöser, die sogenannten Trigger, von Asthmaanfällen, sollte man diese so gut wie möglich meiden.
Sei es, dass es sich um Allergene oder weitere asthmaauslösende Reize handelt: Das sind zum Beispiel kalte Luft, Nebel oder Rauch und Stäube, die man besser meiden sollte. Atemwegsinfekte werden bei Asthma meistens durch Viren ausgelöst. Sollte sich jedoch ein bakterieller Infekt daraus entwickeln, muss antibiotisch behandelt werden.
Generell sollten AsthmatikerInnen alle ihre behandelnden Ärzte darauf hinweisen, dass sie unter Asthma leiden! Dann kann ein Arzt dies bei der Auswahl der Medikamente berücksichtigen.
Versuchen Sie den oder die Trigger herauszufinden und nach Möglichkeit zu meiden, damit Sie Ihr Asthma effektiv und nebenwirkungsarm in den Griff bekommen.

9. Atemtechniken und Schleimlöser

Der Deutsche Allergie- und Asthmabund e.V. (s. Anhang, Adressen) empfiehlt, **richtig husten zu lernen** (s. Teil III, Kapitel 3), denn ein anhaltender Hustenreiz kann zu akuten Krämpfen an den Bronchien führen.

Es gibt für quälenden Husten das **N-Acetylcystein**, das stark schleimlösend und auswurffördernd wirkt. Normalerweise wird es in einer Dosierung von 200 bis 600 Milligramm pro Tag verordnet, ist aber in der Regel unterdosiert. Es sind sogar Dosierungen bis zu 1800 Milligramm pro Tag empfehlenswert, jedoch ist dies trotz ihrer Unbedenklichkeit für die Schleimlösung nicht zugelassen.

Patienten mit Bronchiektasen (Aussackungen der Bronchien in der Lunge) und zähem Schleim könnten ebenfalls von einer hochdosierten schleimlösenden Therapie profitieren. Empfehlenswert ist dies in der Kombination mit Physiotherapie bei einem speziell für die Physiotherapie der Atemwege ausgebildeten Therapeuten. Es gibt sogar eine hustenvermeidende Atemphysiotherapie. Diese Techniken sind gut für Patienten mit chronischem trockenem Husten. Die entsprechenden Techniken kann ein Patient in wenigen Sitzungen erlernen und dann immer wieder anwenden.

Im Internet finden Sie unter: „www.apotheken-umschau.de/krankheiten-symptome/atemwegserkrankungen/asthma-736647.html“ vor dem Kapitel „3. Ergänzende Maßnahmen“ Haltungen, die das Atmen bei Luftnot erleichtern.

10. Weitere Selbsthilfe-Tipps

Folgende Tipps können außerdem bei Asthma helfen:

Asthmaanfälle

Die Asthmaanfälle erscheinen oft unerwartet. Für diese Fälle kann es sogar lebensrettend sein, wenn man einen Pulverinhalator oder Dosieraerosol parat hat. Sie können binnen einer Minute Erleichterung bieten.

Die Lippenbremse

Die Lippenbremse wird vorbeugend in Situationen körperlicher Anstrengung sowie regulativ bei akuter Atemnot eingesetzt. Sie bewirkt, dass der Atemstrom abgebremst wird. Dadurch bleiben die Atemwege geweitet und werden stabilisiert.

Dafür spitzt man die Lippen wie beim Pfeifen. Allerdings wird die Oberlippe leicht vorgestülpt. Dann atmet man so lange wie möglich gegen die nur einen Spalt weit geöffneten Lippen aus. Dadurch entweicht die Luft langsam und gleichmäßig, ohne sie herauszupressen. Die Wangen blähen sich infolgedessen etwas auf. Schafft man dies richtig, dauert das Ausatmen länger als das Einatmen.

Sie können sich im Internet Bilder dazu ansehen unter: „www.leichter-atmen.de/lexikon-lippenbremse“

Der Atemreizgriff

Beim Atemreizgriff zieht man die Bauchhaut unterhalb des Rippenbogens beim Einatmen vom Körper weg und lässt sie beim Ausatmen wieder los.

Anti-Stress-Training

Wie bei den meisten anderen Krankheiten auch können Stress und Anspannung möglicherweise Asthmasymptome auslösen oder verstärken. Dann helfen Techniken wie die progressive Muskelentspannung, das Achtsamkeitstraining oder einige Yoga-Formen. Sie können für eine gleichmäßigere Atmung sorgen. Was Ihnen am besten hilft, kann man nur durch Ausprobieren herausfinden.

Kurse werden angeboten zum Beispiel von der Volkshochschule, Yogazentren oder Fitnesscentern.

Das Asthma-Tagebuch

Mit Hilfe eines Asthma-Tagebuchs können Sie Ihre Erkrankung genauer protokollieren als ausschließlich mit einem Peak-Flow-Protokoll. In diesem Tagebuch sollten folgende Werte notiert werden:

- Die Peak-Flow-Messwerte
- Falls Sie Beschwerden haben wie Husten, Atemnot und Auswurf
- Haben Sie Begleiterscheinungen wie tränende Augen oder Fließschnupfen?
- Welche Medikamente nehmen Sie ein?
- Gab es besondere Ereignisse wie zum Beispiel Urlaub, Stresssituationen und Krankheiten?

Mit einer derartigen Tabelle wissen Sie sofort, wann, wie oft und wie stark Ihre Bronchien verengt waren. Damit kann Ihr Arzt dann beurteilen, ob Ihre Medikation ausreichend ist oder korrigiert werden muss.
Sie können sich aus dem Internet ein Beispiel eines Tagebuchs herunterladen.

11. Die Grenzen der Selbsthilfe: Wann benötigt man einen Arzt?

Viertel- oder halbjährlich sollten Sie den Stand Ihres Asthmas von Ihrem Hausarzt überprüfen lassen.

Asthmapatienten kommen in der Regel uneingeschränkt selbst zurecht. Dennoch gibt es Situationen, in denen man sich selbst nicht helfen kann und man einen Arzt oder Facharzt benötigt.

Dies ist unter folgenden Voraussetzungen nicht zu vermeiden:

- Verläuft Ihr Asthma schwer und unkontrolliert, sollten Sie Ihren Arzt fragen, ob eine Dauerbehandlung mit Glukokortikosteroid-Tabletten (Kortison) nötig ist.

- Grundsätzlich bei Einleitung einer Therapie mit Antikörpern, z. B. Anti-IL-5 oder IgE-Antikörpern.
- Wenn Sie den Verdacht haben, dass Ihr Asthma auf berufsbedingte Faktoren zurückzuführen ist.
- Sie wollen überprüfen lassen, ob eine Hyposensibilisierung bei Ihrem allergischen Asthma sinnvoll ist.
- Es liegen Begleiterkrankungen der Lunge vor (Pseudo-Krupp-Anfälle, COPD, chronische Nasennebenhöhlenentzündung).
- Bei Verdacht auf einen lebensbedrohlichen Anfall.
- Bei einem starken Anfall, der trotz begonnener Behandlung unverändert bleibt.
- Wenn die Peak-Flow-Messung unter ca. 30 % des persönlichen Bestwerts liegt.
- Der Sauerstoffgehalt im Blut ist deutlich erniedrigt oder/und das Atemgeräusch abgeschwächt.
- Die Atemfrequenz beträgt mehr als ca. 25 pro Minute.
- Es liegt eine Sprech-Dyspnoe vor (Atemnot durch Sprechen).
- Wenn man den Verdacht auf eine Lungenentzündung hat – auch bei Kindern und Jugendlichen.

Bei Kindern und jugendlichen Asthmatikern:

- Kurzwirksame Betamimetika helfen nicht
- Das Peak-Flow sinkt unter ca. 50 % des persönlichen Bestwerts
- Die erweiterte Basistherapie reicht bei Kindern nicht aus, um das Asthma zu kontrollieren
- Der Sauerstoffgehalt im Blut ist deutlich erniedrigt oder/und das Atemgeräusch ist stark abgeschwächt
- Die Atem- und Herzfrequenz sind erhöht
- Es liegt eine Atemnot durch Sprechen (Sprech-Dyspnoe) vor
- Für eine effektivere Atmung muss die Atemhilfsmuskulatur eingesetzt werden
- Entwicklungsstörungen oder Einbußen der Leistungsfähigkeit sind zu befürchten

Schwangere
- Es besteht die Gefahr einer Gefährdung des ungeborenen Kindes
- Ihr Asthma verschlechtert sich

12. Umstrittene Verfahren

Asthma ist keine angenehme Erkrankung und oft helfen die Medikamente nicht ausreichend. Man kann es daher verstehen, dass sich viele Patienten neben der wissenschaftlichen Schulmedizin auch nach alternativen Behandlungsmethoden umsehen. Dadurch erhofft man sich weniger Nebenwirkungen.

Bei dem Zeitmangel, den konventionelle Ärzte oft haben, versteht man, dass ca. sechzig Prozent der Bevölkerung alternative Heilmethoden in Anspruch nehmen. Auch die Zahl der Ärzte, die zusätzlich Komplementärmedizin anbieten, hat sich in den letzten fünfundzwanzig Jahren verdreifacht. Studien zeigten, dass die Nutzer solcher Verfahren mehr selbst unternehmen, um wieder gesund zu werden. Der Zuspruch durch den Therapeuten löst hier auch ein Umdenken in der Lebensgestaltung aus.

Dennoch – bevor Sie sich für ein alternatives Verfahren entscheiden, sollten Sie folgendes bedenken:
- Manche Verfahren sind sehr, sehr teuer. Erkundigen Sie sich unbedingt vorab über die Kosten.
- Es gibt auch Risiken bei manchen Methoden. Diese sollte man ebenfalls vorab in Erfahrung bringen.
- Ob wirklich eine 100-prozentige Heilung möglich ist, sollten Sie am besten vorher mit Ihrem Arzt besprechen.
- Eine einzelne Empfehlung nach dem Motto: „mir hat das gut geholfen..." ist nicht ausreichend.
- Der Deutsche Asthma- und Allergikerbund (DAAB) warnt: Achtung: in vielen Betroffenen-Foren gibt es „professionelle Betroffene", die unter verschiedenen Usernamen einzelne Therapien als

hilfreich oder heilend loben. Diese Profi-User werden vom jeweiligen Anbieter für diese „Erfahrungsberichte" bezahlt.
- Laufende medizinische Therapien niemals ohne Rücksprache mit Ihrem Arzt abbrechen, ebenso wenig kurzfristig Medikamente absetzen.
- Besser genaue Informationen über die angebotene Methode bei unabhängigen Stellen einholen: Das wären zum Beispiel der DAAB oder die Verbraucherzentralen und am besten noch der behandelnde Arzt.

Dies alles empfiehlt sich, da nicht alle alternativen Methoden harmlos oder ohne Nebenwirkungen sind.

Vorsicht! Manche importierten pflanzlichen Medikamente sind z.T. mit Schwermetallen belastet und bei uns nicht zugelassen. Ist letzteres der Fall, werden Sie vom Zoll einen unangenehmen Brief erhalten und möglicherweise sogar Strafe zahlen müssen!

Folgende Verfahren sind umstritten. Sie dürfen nicht an Stelle eines Arztbesuches stehen. Vielleicht gefällt Ihnen aber eine Methode so gut, dass Sie sie testen wollen?

Akupressur

Der Druck an einer Stelle zwischen Nase und Oberlippe soll die Atmung per Reflex wirksam vertiefen.

Das Zusammendrücken der Lippen soll ebenfalls durch einen Reflex die Bronchien entspannen und Asthma sogar heilen.

Nasenatmung

Trainiert man sich die Nasenatmung mit einer steifen Oberlippe (keine Lippenbremse) an, soll dies zusätzlich von Asthma befreien.

Auch „Vitalpunktmethoden" wie Shiatsu, Tuina, japanische Heilströme und Ayurveda sollen helfen.

Mudras

Mudras mit Druck an den Fingern wird ebenfalls empfohlen. Angeblich vertieft Druck zum Beispiel am kleinen Finger die Atmung und schaltet Asthma aus.

WissenschaftlerInnen stufen folgende Methoden als wenig sinnvoll ein

(Quelle: DAAB (Deutscher Allergie- und Asthmabund)):

- Die **Kinesiologie** behauptet, Allergien und Unverträglichkeiten dadurch zu erkennen, dass die Berührung eines Allergens zu Änderungen der Muskelspannung führt, die ein erfahrener Kinesiologe erfassen könne. Diese Zusammenhänge konnten durch seriöse Studien nicht bestätigt werden.
- Die **Bioresonanz** geht davon aus, dass der Mensch von elektromagnetischen Schwingungen umgeben ist. Diese können durch Allergien verändert werden. Die Bioresonanz soll dies aufzeigen können. Diese Schwingungen können mit Hilfe bestimmter Geräte erfasst werden. Damit soll man Allergien diagnostizieren und sogar „löschen" können.
  Diese Behauptungen wurden in kontrollierten Studien an verschiedenen Universitäten und Kliniken überprüft. Leider konnte die Wirkung nicht bestätigt werden. Zusätzlich setzten sich einige Patienten den „gelöschten" Allergien wieder aus und erlitten schwere allergische Reaktionen.
- Den **IgG- (IgG4) Antikörper-Test** nutzt man zur Diagnose von Nahrungsmittel-Unverträglichkeiten. Angeblich kann man auf Basis einer Blutuntersuchung sogar viele unverträgliche Lebensmittel entdecken. Dadurch sollen sogar Rückschlüsse auf verschiedene Erkrankungen und Symptome möglich sein. Dann muss man Diäten einhalten, und dies ist nicht leicht. Die Methode wird nicht nur von deutschsprachigen, sondern auch europäischen allergologischen Ärzte- und Verbraucherverbänden strikt abgelehnt.
- Bei der **Eigenblutbehandlung** entnimmt man dem Patienten Blut, bereitet es auf oder führt es in unveränderter Form wieder

zu. Das Ganze beruht auf der Vermutung, dass körpereigene Stoffe den Organismus zu einer verstärkten Abwehrreaktion anregen können. Das Blut des jeweiligen Patienten soll sozusagen als Medikament dienen. Je nach Methode werden dem Blut verschiedene Substanzen beigefügt, zum Beispiel Schlangengift, Ameisensäure oder homöopathische Mittel. Leider gibt es nur wenige Studien, die zudem im Ergebnis nicht überzeugen.

- Die **Orthomolekulare Medizin** empfiehlt man oft zur Stärkung des Immunsystems. In diesem Zusammenhang soll sie bei Allergien, Asthma und Neurodermitis helfen. Dahinter steht die Annahme, dass Krankheiten aufgrund von Mangelzuständen auftreten. Um diesen vorzubeugen oder sie zu beheben, fügt man dem Körper Substanzen in großer Menge und in Kombinationen zu, die normalerweise im Körper vorhanden sind. Das sind zum Beispiel Vitamine, Mineralstoffe oder Spurenelemente. Jedoch gibt es Untersuchungen, die zeigten, dass gesunden Personen die Einzelstoffe und Kombinationen nichts nutzen. In den meisten Untersuchungen wurde die Wirkung der Einzelstoffe nie in der hohen Dosis getestet, wie sie in der orthomolekularen Medizin verwendet werden.

  Es ist durchaus sinnvoll, Mangelzustände von Vitaminen und Mineralstoffen beim Arzt testen zu lassen und gegebenenfalls durch entsprechende Lebensmittelauswahl zu beseitigen. Jedoch ohne stichhaltigen Test sollte man nie Vitamine und Mineralstoffe zuführen, da manche bei einer Überdosis auch zu Krankheiten bis hin zu Krebs führen können.

Behandlungsverfahren, die helfen können

Akupunktur

Man weiß immer noch nicht, wie und warum Akupunktur wirkt. Neuerdings geht man von einer Beeinflussung der Faszien aus.
Die Akupunktur sollte von einem geschulten Akupunktur-Arzt angewendet werden.

Studienlage

Mehrere Studien zeigten, dass eine Akupunkturbehandlung die Therapie bei Heuschnupfen (allergische Rhinitis) positiv beeinflussen kann. Dabei muss man zwischen einem ganzjährigen und einem saisonalen Heuschnupfen unterscheiden. Wurden zum Beispiel Patienten mit einem ganzjährigen Heuschnupfen an tatsächlichen Akupunkturpunkten behandelt, führte dies zu einer deutlichen Abnahme der Symptome und zu einer Erhöhung der Lebensqualität. Die Effekte der Behandlung waren sogar nach Abschluss der Akupunktursitzungen noch vorhanden und nachweisbar.

Bei einem saisonalen Heuschnupfen erreichte man verschiedene Ergebnisse. Manche Studien zeigten keine Erfolge. Dagegen wurden mit Hilfe einer deutschen Studie deutliche Verbesserungen der krankheitsspezifischen Lebensqualität und eine verminderte Einnahme des Antihistaminikums gezeigt. Leider konnte man dies im Folgejahr nicht bestätigen.

Generell ist eine Akupunktur als begleitende Therapie bei Heuschnupfen durchaus zu empfehlen.

Tipp: Die gesetzlichen Krankenkassen übernehmen die Kosten einer Akupunktur-Behandlung aktuell meist nur bei chronischen Rückenschmerzen und chronischen Knieschmerzen aufgrund von Arthrose. Zusätzlich darf die Behandlung nur von Ärzten mit einer qualitätsdefinierten Zusatzqualifikation in Akupunktur ausgeführt werden. Bei Allergien erstatten die gesetzlichen Krankenkassen die Akupunktur in der Regel nicht.

Akupunktur hilft sogar relativ sicher

Deutsche und Schweizer Forscher wollten es genauer wissen, ob Akupunktur bei Asthma hilft. Tatsächlich verbessert sie die Lebensqualität, wenn sie zusätzlich zur Standardtherapie angewendet wird.

Dafür wurden 357 Patienten untersucht, die alle die Standardtherapie erhielten. Die Hälfte davon nahm zusätzlich an Akupunktursitzungen teil. Dabei betrug der Untersuchungszeitraum 3 Monate mit bis zu 15 Akupunkturbehandlungen.

Um die asthmaspezifische Lebensqualität der Patienten zu erfassen, mussten die TeilnehmerInnen je einen speziellen Fragebogen zu Beginn der Untersuchung sowie nach 3 und 6 Monaten zur Lebensqualität bei Asthma-Erkrankung (AQLQ kurz für asthma quality of life questionnaire) und einen anderen Gesundheitsfragebogen (Short-Form-36) ausfüllen, der die allgemeine gesundheitsbezogene Lebensqualität der Patienten bestimmt.

Das Ergebnis war, dass die zusätzlichen Akupunktursitzungen nach 3 Monaten zu einer Verbesserung der asthmaspezifischen Lebensqualität führten. Sogar auf die allgemeine gesundheitsbezogene Lebensqualität hatte die Akupunktur vorteilhafte Auswirkungen. Die körperlichen und geistigen Komponenten des Fragebogens zeigten bei Patienten, die mit Akupunktur behandelt wurden, bessere Werte als bei Patienten, die nur die Standardtherapie erhielten. Dies war auch nach 6 Monaten der Fall. Die Studie ergab somit, dass Akupunktur zusätzlich zur Standardbehandlung sowohl die asthmaspezifische als auch die allgemeine gesundheitsbezogene Lebensqualität von Asthma-Patienten verbessert.

Homöopathie – Placebo ja oder nein?

Homöopathie gehört zu den beliebtesten alternativen Heilmethoden. Dennoch ist die Wirksamkeit umstritten. Die Methode setzt auf das Prinzip „Ähnliches mit Ähnlichem behandeln“.

Bei der Herstellung homöopathischer Arzneimittel werden die Grundsubstanzen stark verdünnt (potenziert) und dafür wiederholt (z.B. im Verhältnis 1:100) mit Wasser oder Ethanol „verschüttelt“. Die Homöopathie ist nicht anerkannt, da klinische Studien selten eine Wirkung finden, die über den Placebo-Effekt hinausgehen. Beobachtet man Erfolge, werden diese dem Glauben (Autosuggestion) des Patienten an die heilende Wirkung oder der Qualität der Beziehung zwischen Therapeuten und Patienten zugeschrieben.

All diesen Einstellungen zum Trotz zeigten Beobachtungsstudien zur Homöopathie bei Kindern und Erwachsenen mit Allergien und / oder Neurodermitis oft eine Linderung der Beschwerden und eine verbesserte Lebensqualität. Kritiker weisen darauf hin, dass solche Studien die Placeboeffekte (Placebo = ich werde gefallen) nicht ausschließen können.

Phytotherapie – Pflanzheilkunde

Pflanzen als Heilmittel sind Grundlage der ältesten Heilkunst der Welt, der Phytotherapie oder Pflanzenheilkunde. Die Medikamente sind in der Regel wissenschaftlich untersucht. Generell umfasst sie die Behandlung sowie Vorbeugung von Krankheiten mit Pflanzen. Pflanzenteile bzw. -bestandteile und deren Zubereitungen (Extrakte, Tees) sowie pflanzliche Fertigarzneimittel (Phytopharmaka) werden aus wässrigen, alkoholischen oder organischen (zum Beispiel Pflanzenöle) Extrakten der Pflanzen gewonnen und in unterschiedliche einnehmbare Formen gebracht – etwa als Tabletten, Dragees oder Tropfen. Diese Arzneimittel unterliegen den gleichen Kriterien zum Nachweis der Wirkung und der Unbedenklichkeit wie künstliche (synthetische) Arzneimittel.

Pflanzliche Arzneimittel wirken, was aber im Gegenzug bedeutet, dass sie auch unerwünschte Nebenwirkungen haben können. Somit gilt nicht, dass alles, was „pflanzlich" ist, auch immer „harmlos" ist.

Vorsicht Kreuzallergien! Insbesondere bei einer Pollenallergie muss man auf mögliche Kreuzallergien durch das Pflanzenpräparat achten und am besten beim DAAB, Wissenschaftsteam, beraten lassen. Dies gilt insbesondere bei ätherischen Gurgellösungen sowie Inhalationen und Kräutertees. Am besten man fragt vor der Anwendung des pflanzlichen Arzneimittels seinen Arzt oder seine Ärztin.

Kneipp'sche Verfahren

In der Regel kennt man nur die Kneipp'schen Güsse. Aber das Gesundheitsprinzip des Pfarrers Sebastian Kneipp geht über Wechselbäder, Wassertreten und kalte Güsse hinaus. Sein Ansatz war ein ganzheitliches Naturheilverfahren.

Dieses Therapiesystem beruht auf fünf Säulen:

1. Mit Hilfe der Wassertherapie soll unser Körper durch kalte und warme Wechselgüsse abgehärtet werden. Zusätzlich soll er bes-

ser durchblutet und das Immunsystem gestärkt werden. Mit Hilfe des heißen Wassers entspannt die Muskulatur und die Haut. Dafür nutzt man das Wassertreten, Teilgüsse (wie Arm- und Beingüsse), Ganzkörpergüsse sowie Bewegungs-, Dampf- und Bürstenbäder.

2. Die Heilpflanzen nutzte Kneipp damals schon als Zusatz zu Bädern, zur Inhalation, für Wickel oder als Tee.
3. Die Bewegungstherapie mit Ausdauersportarten wie Wandern, Schwimmen oder Gymnastik stärkt den Körper, beugt Rückenleiden vor und regt Kreislauf sowie Stoffwechsel an.
4. Als Ernährungstherapie wird vollwertige, naturbelassene und vitaminreiche Kost genutzt.
5. Schließlich dient die Ordnungstherapie mit ihrer natürlichen Lebensführung, ausreichend Schlaf, reichlich Bewegung in der freien Natur, gesunder Ernährung und wenig Stress der Gesunderhaltung des ganzen Körpers.

Die Kneipp-Therapie kann sowohl vorbeugend als auch begleitend zur Behandlung bestehender Erkrankungen eingesetzt werden.

Weitere begleitende Verfahren, die positive Wirkungen haben können, sind zum Beispiel Nasenduschen mit Solen, die Balneotherapie, Klimatherapien, Atem- und Entspannungsübungen, Achtsamkeitstraining, Bewegungstherapie sowie spezielle Ernährungsumstellungen.

13. Das Neueste zu Allergien

1819 wurde das „Zur Ader lassen" und ähnliche skurrile Maßnahmen incl. Tabak gegen Heuschnupfen empfohlen, den kaum jemand hatte. Dann stieg die Rate der Betroffenen auf 5 % in den 60er Jahren und schließlich auf 20 – 30 % in Städten wie München heutzutage.

Im Ausland ist es nicht anders. So ist in Frankreich jeder beziehungsweise jede Dritte von Allergien betroffen, in Japan sogar die Hälfte der Bevölkerung. Auch in den USA hörte man 2021 von 50 Millionen Menschen mit allergischen Beschwerden. Auf der ganzen Welt leben Schätzungen zufolge allein 235 Millionen Menschen mit allergischem Asthma – und es ist kein Ende in Sicht!

Grünanlagen in Städten und ihr Allergiepotential

Pollen nehmen zu. Als Beispiel mögen Olivenbäume in Grünanlagen dienen. Ihre Blütezeit hat sich aufgrund des Klimawandels um eine Woche verlängert, entsprechend mehr Pollen werden freigesetzt. Zusätzlich fördert der Klimawandel die Verbreitung von allergieauslösenden Pflanzen. Ein weiteres Beispiel ist der Ginkgo-Baum. Er ist sogenannt zweihäusig. Das bedeutet, dass es männliche und weiblich Bäume gibt. In Grünanlagen werden vor allem männliche Bäume gepflanzt, die keine Früchte bilden, die herabfallen. Auf diesen Früchten rutschen viele Spaziergänger aus und diese Bäume machen mehr Arbeit als die rein männlichen, die dafür aber zahllose Pollen bilden. Die Lösung wäre nur weibliche Bäume zu pflanzen, die nicht befruchtet werden, wenn das männliche Gegenstück fehlt. Dann hat man auch keine Pollen in der Luft.

Ein anderes Problem sind die beliebten Platanen, gegen die viele allergisch sind.

Dazu kommt das sogenannte „Gewitterasthma" (Näheres s. Teil VIII Nr. 9 Interessantes.... Gewitter-Asthma). Wenn es regnet, quellen die Pollen auf und platzen irgendwann. Da die entstehenden Bruchstücke zudem stärker lungengängig sind, reagieren Allergiker eher empfindlich als auf die intakten Pollen.

Auch mit dem Ozon in Städten und den Stickoxiden reagieren die Pollen. Das Ergebnis sind chemisch veränderte Proteine, die entzündungsfördernd wirken. Je stärker die Luftverschmutzung ist, desto stärker sind die Niesattacken und das Augenjucken.

Forschung an den Amish

Um den Allergien auf den Grund zu kommen, untersuchte man im Helmholtz-Zentrum München, ob die sehr ursprünglich und naturnah lebenden Amish People weniger Allergien haben. Diese (friedliche!) religiöse Gruppierung lebt vorwiegend als Bauern ohne Landmaschinen und Pestizide. Massentierhaltung würde ebenfalls ihrer Zielsetzung widersprechen.

Das Ergebnis: 45 % der MünchnerInnen haben einen positiven Allergietest, die Amish nur zu 7 %! Letztere kennen keinen Heuschnupfen und Asthma wie in München gibt es dort auch nicht. So auffällig war dies bei ihrer abgespaltenen Gruppe den Mennonites und den Hutterern nicht. Letztere wohnen im Unterschied zu den Amish nicht in der Nähe ihrer Tiere.

Die Amish-Kinder kommen von klein auf mit den unterschiedlichsten Allergenen in Kontakt. Ihre Reinigungsmittel stellen sie selbst her. Man nennt die Gesamtheit daran den Bauernhofeffekt.

Die Resultate

Je mehr wir uns von der ursprünglichen Lebensweise entfernt haben, desto mehr Allergien gibt es. Es scheint, als bräuchte unser Immunsystem natürliche Anreize, die in unserer urbanen Umwelt immer mehr verloren gehen.

Es gibt auch eine Studie an Bauernhöfen, in deren Rahmen die Kinder mit Tieren aufwachsen. Das Ergebnis: Der Stallstaub ist wichtig! Darin findet sich die sogenannte Sialinsäure, die offensichtlich vor Allergien schützt.

Ganz allgemein scheint der Bauernhof dafür zu sorgen, dass latente Allergien nicht ausbrechen.

Ein Medikament für 4 Millionen Euro im Monat!

Bei Asthma verfolgt man noch einen anderen Ansatz: bei 30 Millionen Asthmatikern in den USA. Hinter dieser Krankheit stecken Cytokine. Das sind Botenstoffe, die mit verschiedenen Zellen im Körper kommunizieren. Genau dieses System ist bei Allergikern gestört, so dass es zu Entzündungen kommen kann. Und genau daran setzt man an. Man hat ein Medikament entwickelt, das auf 2 Proteine reagiert, die die Entzündung verursachen. Spritzt man sich diese beiden Eiweiße, können sie nicht mit anderen Zellen kommunizieren und die Immunreaktion auslösen. Diese

Injektion muss alle 2 Wochen stattfinden, dann wird der Entzündungsprozess gestoppt.

Dieses Medikament ist jedoch sehr teuer. In Frankreich ist es für Asthma und allergische Dermatitis zugelassen und kostet 4 Millionen Euro pro Monat.

Dies zeigt ganz deutlich, dass die Zunahme der Allergien nicht nur unser Gesundheitssystem vor ein Problem stellt.

Alternative Verfahren, um Allergien in den Griff zu bekommen

Es gibt auch den Versuch, spezielle Katzenarten zu züchten, die keine Allergien verursachen.

In Großbritannien forscht man an der Prävention von Allergien. In diesem Zusammenhang stellte man fest, dass Kinder, die ab dem 4. Monat Erdnüsse erhielten, viel weniger Allergien bekamen als Kinder, die erst viel später Nüsse erhielten.

Fazit: Um Allergien zu vermeiden, müssen Kinder näher an der Natur aufwachsen – auch mal in einen Stall können. Gut wäre ein Kindergarten an einem Bauernhof, die Stallluft ist wichtig.

Eine weiter Maßnahme betrifft die Grünanlagen. Am besten wäre es, nur weibliche Bäume einer zweihäusigen Pflanze (z. B. Ginkgo) anzupflanzen. Damit erspart man sich die Pollen.

Chemische Stoffe in unseren Lebensmitteln irritieren unser Immunsystem. Unsere Reinigungsmittel müssen anders werden. Zusätzlich kann man mit Bio-Lebensmitteln die Chemiefracht in unseren Lebensmitteln deutlich reduzieren.

Interessante Tatsachen rund um Allergien

- Man glaubt es nicht, aber Stress fördert Allergien!
- Impfen erhöht das Allergierisiko nicht. Ganz im Gegenteil: Asthma und Neurodermitis werden sogar weniger
- Allergien kann man sogar bedingt vorhersagen. Man weiß zum Beispiel, dass die Allergieneigung vererbt wird. Hat ein Elternteil

eine Allergie, hat das Kind eine Wahrscheinlichkeit von 20 %, diese auch zu bekommen. Haben Mutter und Vater eine bestimmte Allergie, haben die Kinder eine Wahrscheinlichkeit von 80 %, diese auch zu bekommen. 30 Millionen Menschen in Deutschland leiden unter Allergien. Jungen sind häufiger betroffen als Mädchen. Bei den Erwachsenen ist es umgekehrt.

- Bei einem Kaiserschnitt fehlt der Kontakt des Kindes zu den mütterlichen Keimen im Geburtskanal. Dieses Supertraining fehlt dem Kind und die Neigung zu Allergien steigt.
- Allergien kann man sich tatsächlich „holen". Ein Beispiel dafür ist die Nickelallergie. Sie entwickelt sich allmählich, wenn man dem Metall immer wieder ausgesetzt ist. Von dem Metall lösen sich immer wieder Partikel, die in den Körper gelangen und sich mit Körpereiweiß verbinden. Erst dann wirkt es allergen. Das kann Tage, Wochen, Monate oder Jahre dauern. Irgendwann ist der Körper sensibilisiert und reagiert mit einem Hautausschlag oder Juckreiz. Ein Problem ist zum Beispiel eine Gürtelschnalle aus oder mit Nickel, die auf der Haut getragen wird.
- Schwangere sollten Allergene nicht meiden, außer sie gefährden sich selbst
- Allergien nehmen ständig zu. Welche Gründe gibt es dafür?
  - ◊ Klimawandel: die Pollensaison dauert länger
  - ◊ eingeschleppte Pflanzen, die es bei uns aufgrund des veränderten Klimas zunehmend gibt, werden aggressiver. Ein gutes Beispiel dafür ist Ambrosia. Sie gehört zu den aggressivsten Allergieauslösern. Sie hat ein 5-mal so hohes Allergiepotential wie Gräserpollen. Manche Menschen reagieren sogar mit einem allergischen Schock auf die Pflanze.
  - ◊ Umweltverschmutzung: Die Luftschadstoffe reizen die Atemwege und machen Pollen gefährlicher; auch Rußpartikel sind nicht zu vernachlässigen. Auch sie machen vorhandene Allergene gefährlicher.
- Tierhaare gehören zu den Inhalationsallergien. Das bedeutet, dass die Allergene in der Luft schweben und eingeatmet werden müssen. Das gilt zum Beispiel für Katzen. Sie produzieren ein bestimm-

tes Eiweiß in ihren Talgdrüsen. Dieses gelangt mit den Haaren in die Luft.

14. Asthma-Kids – wann es besonders schwer ist

Wenn die Schule neu startet, beginnen oft auch die Probleme allergie- und asthmakranker Kinder. Von den jährlich circa 700 200 neu eingeschulten Kindern leidet etwa ein Drittel unter allergischen Erkrankungen. Daraus ergeben sich im Schulalltag viele Probleme für die kleinen Allergiker.

Pollen

Vorsichtig sein müssen die Eltern von Kindern mit Pollen-Allergien. Leider erhalten die Kleinen oft veraltete Allergie-Medikamente, die Konzentrationsschwäche, Schlafstörungen und Müdigkeit zur Folge haben.

Es ist auch nicht gut, dass hochgradige Pollen-Allergiker in der Pause auf den Schulhof geschickt werden, auch weil es an Personal für die zusätzliche Aufsicht im Gebäude fehlt. Auch Schulsport im Freien ist für diese Kinder mitunter eine Qual.

Schulsport

Asthmakranke Kinder werden möglicherweise von Seiten der Schule vom Schulsport ausgeschlossen. Das ist kein Vorteil für die Kleinen, denn dadurch werden sie nicht nur zu Außenseitern abgestempelt, sondern auch vom Sport abgehalten, der für sie wichtig ist, da er die Atemmuskulatur stärkt.

Problem: Bildungshoheit der Länder

Bei uns in Deutschland gibt es die Bildungshoheit der Länder. Deshalb gibt es **keine einheitlichen rechtlichen Regelungen zur Medikamen-**

tengabe in Schulen. Etwa zwölf Bundesländer haben diese Regelung, sechs davon erwähnen darin den allergischen Notfall. Leider stufen nur fünf Bundesländer den Anaphylaxie-Autoinjektor (Notfallhilfe beim allergischen Schock) als Erste-Hilfe-Maßnahme ein; die restlichen Bundesländer legen sich dazu nicht fest. Der DAAB sieht dies als unhaltbaren Zustand an. Dies deshalb, da bei einem allergischen Notfall lebensbedrohliche Symptome sehr schnell auftreten können. Dann reicht es möglicherweise nicht aus, nur den Notarzt zu rufen. Entsprechende Notfallmedikamente, die schnell gegeben werden, können dann lebensrettend sein.

Der DAAB bietet Hilfe an

„Eine oft geäußerte Sorge beim Betreuungspersonal besteht darin, einen möglichen anaphylaktischen Schock nicht richtig einschätzen und behandeln zu können“, so Sonja Lämmel, Pressesprecherin des Deutschen Allergie- und Asthmabundes. Man weiß einfach nicht Bescheid, wie der Adrenalin-Autoinjektor funktioniert, mit dessen Hilfe das Medikament mittels Injektion verabreicht wird. Um diesem Problem abzuhelfen, bietet der DAAB regelmäßig kostenfreie Webinare zu den unterschiedlichsten (auch rechtlichen) Themen der Anaphylaxie für Eltern sowie für Schul- und Kitapersonal an. Sie finden die Termine und Themen unter www.daab.de.

15. Selbsthilfe in der Anwendung: Wie geht man am besten vor?

Asthma erfordert von den Betroffenen viel Eigeninitiative, um die Erkrankung im Alltag im Griff zu haben. Das Ziel ist eine gute Asthmakontrolle, um ein möglichst beschwerdefreies Leben zu haben. Dafür ist folgendes zu beachten:

A. Die erforderlichen Medikamente vorschriftsmäßig einnehmen
Am besten man legt sich einen Medikamentenplan an und hält die Empfehlungen strikt ein. Selbstständig sollte man die Dosis oder Häufigkeit der Medikamenteneinnahme nicht ändern. Sollte man eine Änderung wünschen, dies mit dem Arzt absprechen.

Mit Hilfe des Asthma-Inhalators kann man seine Lungenfunktion regelmäßig überprüfen. Das Asthma-Notfallspray sollte immer griffbereit sein!

B. Die Asthmakontrolle
Vorsichtshalber sollte man seine Atemfunktion regelmäßig überprüfen. Dafür kann man die Lungenfunktion mit dem Peakflow-Meter testen. Dann kann man auch eine Verschlechterung sofort erkennen und zügig einen Arzt aufsuchen. Damit ist eine rasche Therapieanpassung möglich und man wirkt damit auch einem möglichen Asthmaanfall im Vorfeld entgegen.

C. Bei allergiebedingtem Asthma: Pollenflug beachten
Wird Ihr Asthma durch eine Pollenallergie beeinflusst, sollte man sich einen Pollenflugkalender (s. https://allergiecheck.de/pollenflug/pollenflugkalender) zulegen. Damit kann man die aktuelle Pollenbelastung erkennen und Maßnahmen ergreifen, die das Leben mit Asthma erleichtern. Dann kann man den Alltag oder auch den Urlaub besser planen. Dafür gibt es auch sogenannte Pollenflug-Apps für Ihr Smartphone.

D. Kurse und Selbsthilfegruppen
Selbstredend ist Asthma eine chronische Atemwegserkrankung, die den Alltag einschränken kann – ob man nun den Pollenflug bei einem Ausflug beachten muss oder eine geringere körperliche Leistungsfähigkeit hat, die im Grunde alles erschwert. Möglicherweise helfen verschiedene Kurse und Selbsthilfegruppen (Adressen s. Anhang).

E. Ein Asthma-Tagebuch führen

Möglicherweise hilft Ihnen ein Asthma-Tagebuch, um Überblick über Ihre Beschwerden zu behalten und den Krankheitsverlauf über einen längeren Zeitraum beobachten zu können, s. Kapitel 8 (Selbsthilfe-Tipps).

F. Lungensport-Kurse

Mit Hilfe von Lungensport-Kursen können Sie durch spezielle Übungen ihre Lungenfunktion verbessern. Das wirkt sich direkt auf die Lebensqualität aus, dadurch dass man mehr Ausdauer und Energie bekommt (Adressen s. Anhang).

G. Urlaub mit Asthma

Manche Asthmatiker haben Angst vor der Urlaubsplanung, weil sie befürchten, dass sich die Krankheit auf der Reise verschlechtert. Jedoch gibt es trotz der Erkrankung erholsame Reisemöglichkeiten, die die Krankheit sogar bessern können. Sie müssen es selbst herausfinden, ob Ihr (allergiebedingtes) Asthma beispielsweise am Meer oder im Hochgebirge besser wird. Zum einen kann die Pollenbelastung geringer sein. Zum anderen hilft die salzhaltige Luft am Meer mitunter deutlich gegen die Erkrankung (s. Teil VI: Die Sonne, Berge, Salz...).

II. Ernährungsfaktoren, die bei Asthma helfen

Eigentlich sollte man sein Essen genießen können. Die Realität sieht jedoch oft so aus: Blähungen, Übelkeit, Unverträglichkeiten von Speisen und Lebensmitteln. Ob es nun Milchprodukte, Fruktose oder andere Lebensmittel sind: Bauchschmerzen und Durchfälle, die Lippen schwellen an beim Biss in einen rohen Apfel oder der Kreislauf funktioniert nicht mehr, wenn man Nüsse gegessen hat. Diese Symptome weisen auf eine Nahrungsmittel-Unverträglichkeit hin. Dann kommen Allergien hinzu.

Die Studie

Roland Andrianasolo von der Universität Paris-Nord stellte vor Jahren fest, dass es keine Ernährungsempfehlungen für Asthmapatienten gibt. Dann beschloss er, selbst diese Informationslücke zu schließen. Er und seine KollegInnen werteten die Daten von rund 35000 Franzosen über einen Zeitraum von einem Jahr aus. Sie notierten alle Arten von Asthmasymptomen wie anfallsartige Atemnot, Hustenattacken, pfeifende Atemgeräusche und Brustenge.

Zusätzlich sollten diejenigen Teilnehmer, die bereits die Diagnose Asthma erhalten hatten, einen Fragebogen beantworten, der das Auftreten von Symptomen, den Gebrauch von bronchienerweiternden Notfall-Medikamenten und Einschränkungen ihrer Aktivitäten aufgrund der Asthmasymptome beschrieb.

Außerdem wurden bei allen Teilnehmern regelmäßig 24-Stunden-Ernährungsprotkolle erhoben.

Die Ergebnisse zeigten, dass eine gesunde Ernährung sowohl den Ausbruch von Asthma verhindern, als auch ein bestehendes Asthma bessern kann.

1. Antioxidantien helfen

Früchte, Gemüse und Ballaststoffe enthalten viele Antioxidantien. Dies sind Stoffe, die aggressive Sauerstoffverbindungen im Körper, die sogenannten freien Radikale, abfangen und unschädlich machen. Normalerweise entstehen diese Substanzen bei Stoffwechselprozessen, aber auch durch den Einfluss von gesundheitsschädlichen Stoffen oder UV-Strahlen. Diese sogenannten „Freien Radikale" verursachen im Körper einen „oxidativen Stress", rufen also Entzündungsreaktionen hervor. Letztere bieten Asthma und seinen Symptomen die Grundlage.

Eine Ernährung mit viel Fleisch, Salz und Zucker fördert Entzündungsprozesse. Deshalb kann diese Asthma begünstigen.

In welchen Lebensmitteln findet man Antioxidantien?
Zu den Antioxidanten gehören Vitamine, Mineralstoffe und die sogenannten sekundären Pflanzenstoffe (s. Anhang, Lexikon). Die wichtigsten sind folgende:

Antioxidans	Enthalten in:
Vitamin C	Orangen, Zitronen, Brokkoli, roter Paprika, Johannisbeeren, Sanddorn, Kiwi
Vitamin E	Weizenkeimöl, Sonnenblumen- und Kürbiskernen, Hasel- und Erdnüssen, Mandeln, Roggen
Vitamin B2	Bierhefe, Weizenkeimlingen, Parmesan, Leinsamen, Makrele, Hühnerei
Zink	Kürbiskernen, Leinsamen, Edamer- und Bergkäse, Weizenkleie und -keimlingen, Emmentaler
Selen	Kokosnuss und Sesamsamen
Carotinoide	Möhren, Aprikosen, Melonen, Mangos, Grünkohl, Spinat, Süßkartoffeln, Tomaten, Erbsen, Brokkoli
Flavonoide	vor allem in den Randschichten von Obst und Gemüse wie zum Beispiel Apfelschalen, dann Schalen von Birnen und Tomaten, Beeren

Antioxidans	Enthalten in:
Phenolsäuren	Grünkohl, Weizenvollkorn, Weißkohl und Radieschen
Sulfide	Knoblauch, Zwiebeln, Lauch, Schnittlauch, Kohlgewächse
Phytoöstrogene	Sojabohnen und anderen Hülsenfrüchten, Kuhmilch, Vollkorngetreide

2. Ballaststoffe wirken

Im Rahmen einer Studie beobachtete man, dass Patienten mit starkem Asthma mehr Fett und weniger Ballaststoffe als gesunde Vergleichspersonen zu sich nahmen.

Dabei zeigte sich, dass die Ballaststoffe in Obst, Gemüse und Getreideprodukten vor krankhaften Entzündungsreaktionen in den Lungen schützen können. Dagegen kann eine ungesunde Ernährung das Asthmarisiko erhöhen.

Dies scheint auf Darmbakterien zurückzugehen, die aus Ballaststoffen Buttersäure freisetzen. Diese Säure scheint eine entzündungshemmende Wirkung zu haben – möglicherweise sogar auf die Atemwege. Im Unterschied dazu kann fettreiches Essen Entzündungsprozesse in den Lungen verstärken. Das bestätigt die Ergebnisse aus früheren Studien, die zeigten, dass ein hoher Fast-Food-Konsum mit einer größeren Wahrscheinlichkeit für eine Asthmaerkrankung verbunden ist.

Nicht nur bei Asthma, auch um das Risiko für andere Krankheiten, wie Herz-Kreislauferkrankungen und Fettleibigkeit zu verringern, empfehlen Experten eine Zufuhr an Ballaststoffen von mindestens 30 Gramm pro Tag für Erwachsene.

Wie ernährt man sich am besten, um einen hohen Ballaststoffanteil zu erreichen?

Die folgenden und weitere Daten zu Ballaststoffen finden Sie auch in meinem Buch: Ich helfe mir selbst - Verdauungs- und Darmbeschwerden (s. Anhang, Quellen, Flemmer).

Um möglichst viele Ballaststoffe in seine Nahrung zu bekommen, ist eine vielseitige, vorwiegend pflanzliche Ernährung mit viel Abwechslung gefragt, da die Ballaststoffe in den einzelnen Lebensmitteln unterschiedlich zusammengesetzt sind und die jeweiligen Wirkungen variieren. Durch den Wechsel der Nahrung wird sichergestellt, dass man eine Mischung der unterschiedlichen Bestandteile und Wirkungen bekommt: ungefähr die Hälfte der Nahrung aus Getreide und seinen Erzeugnissen, der Rest aus Hülsenfrüchten, Gemüse und Obst.

Besonders hoch ist der Ballaststoffanteil in den Randschichten von Getreidekörnern. Deshalb findet man reichlich Ballaststoffe in Getreideflocken, Vollkornnudeln und Naturreis. Bei Brot sollte man auf Mehl mit hohem Ausmahlungsgrad achten, Vollkornerzeugnisse oder Brot aus Schrot liefern die größten Mengen. Dagegen enthalten Zucker, Fett und Weißmehl so gut wie keine Ballaststoffe.

Über 10 g davon in 100 g Lebensmittel enthalten vor allem Weizenkleie (Vorsicht: 2 - 3 EL Weizenkleie erfordern eine Flüssigkeitsaufnahme von 250 ml zusätzlich!) mit 42,4 g, die jedoch separat nur zur Stuhlregulierung eingesetzt werden sollte.

Weizen als ganzes Korn enthält 10,9 g Ballaststoffe, das daraus hergestellte Mehl (Type 405) nur noch 4,0 g. 100 g Weizenvollkornbrot enthält 7,5 – 9 g Ballaststoffe, dieselbe Menge Weißbrot ca. 1/3 (3,5 g) davon. Dabei muss Vollkorn nicht zwangsweise dunkel und mit groben Körnern sein.

Weizenvollkornbrot ist z. B. fein und recht hell. Wichtig ist, dass zum Mahlen das gesamte Korn verwendet wird und nicht auf den Keimling und ballaststoffreiche Randschichten verzichtet wird. Die Farbe spielt nur eine untergeordnete Rolle, zudem mancher Eulenspiegel diese mit Hilfe von Zusätzen wie Zuckerrübensirup erzeugt.

In der folgenden Tabelle finden Sie Lebensmittel, die mehr als 5 g Ballaststoffe in 100 g Lebensmittel aufweisen:

100 g verzehrbares Lebensmittel	Ballaststoffe [g]
Haferflocken	5,5 – 9,5
Austernpilze (Austernseitling)	5,8
Roggenvollkornbrot	6,5 – 9,0
Erdnüsse, Linsen, Mandeln	10
Knäckebrot (kann angereichert sein)	13,0 – 24,0
Kichererbsen (trockene Samen)	15,5
weiße Bohnen & Linsen (Trockenware)	17,0
Mehrkornbrot	5,5 – 9,0
Steinpilze	6
Trockenobst	5,0 – 13,0
Weizenvollkornmehl (Type 1700)	12,9
Roggenvollkornmehl (Type 1806)	13,5
Erbsen (Trockenware)	16,5
Schlafmohn (Samen, Trockenware)	20,5

Tabelle Ballaststoffreiche Lebensmittel (Quelle: Dr. A. Flemmer: „Ich helfe mir selbst - Verdauungs- und Darmbeschwerden" ergänzt durch "Der kleine Souci", s. Anhang, Quellen).

Wenn Sie von einer bisher ballaststoffarmen auf eine -reiche Ernährung umstellen wollen, sollte dies allmählich geschehen, damit sich der Darm und die entsprechenden dazugehörigen Mikroorganismen daran gewöhnen können. Mögliche anfängliche Magen-Darm-Beschwerden, wie Blähungen, legen sich in aller Regel bald wieder. Denken Sie auch daran reichlich Flüssigkeit zu sich zu nehmen – die benötigt man bei einer derartigen Ernährung.

Am besten stellen Sie auf eine ballaststoffreiche Ernährung um, indem Sie helles Mehl gegen Vollkornmehl austauschen, mehr Getreide und -produkte essen, reichlich Gemüse, Hülsenfrüchte, Kartoffeln, Keimlinge, Salat und Obst verzehren, konventionelle Nudeln mit den Vollkornvarianten mischen.

3. Vitamine unterstützen möglicherweise – vor allem Vitamin D

US-amerikanische Wissenschaftler von der University of Pittsburgh und der Harvard Medical School in Boston haben herausgefunden, dass sich Ergänzungen wie die Vitamine A, C, D, E mit ihren antioxidativen und antientzündlichen Eigenschaften sowie die B-Vitamine Folsäure, B12 und Cholin positiv auf die Therapie und die Vorbeugung von Asthma auswirken. Man baut darauf, dass sie die Aktivität bestimmter Gene beeinflussen können.

Bei Vitamin D empfiehlt sich sowohl eine präventive als auch therapeutische Gabe. Vitamin D-Mangel scheint das Asthmarisiko zu erhöhen. Die beste Vitamin-D-Quelle ist das Sonnenlicht von April bis Anfang Oktober. Besser beim Arzt immer mal wieder die ausreichende Versorgung überprüfen lassen, vor allem, wenn man über 60 ist. Denn ab diesem Zeitpunkt nimmt die Fähigkeit der Haut ab, Vitamin D zu bilden.

Cholin wurde früher als B4 bezeichnet. Man kann es jedoch selbst bei ausreichender Versorgung aus Folsäure und Methionin bilden. Ist man davon und mit Vitamin E ausreichend versorgt, scheinen die Effekte der schädlichen Luftverschmutzung geringer zu sein.

Die Studienergebnisse sind jedoch nicht deutlich genug, um eine Supplementierung mit Vitaminen oder Nährstoffen zu empfehlen. Eine Ausnahme davon bildet Vitamin D. Es wird oft nicht in ausreichendem Maße über die Nahrung aufgenommen und seine Bildung über das Sonnenlicht reicht häufig nicht aus.

4. Ist vegetarische Ernährung wirklich besser?

Dass eine überwiegend pflanzliche Ernährung mit viel Obst, Gemüse und Vollkorn, aber wenig Milchprodukten Asthma vorbeugen kann, haben Sie schon gelesen. Sie kann sich auch auf eine bestehende Erkrankung positiv auswirken. Das weiß man seit einer Übersichtsarbeit des

„Physicians Committee for Responsible Medicine“ in Washington, D.C. genau.

Ernährten sich Asthmapatienten über einen Zeitraum von acht Wochen rein pflanzlich, waren die Symptome der Erkrankung im Vergleich zur Kontrollgruppe anschließend weniger schwer und weniger häufig, so dass die Betroffenen sogar ihre Medikamente reduzieren konnten. Bei einer anderen Untersuchung konnte man bei Asthmatikern nach einem Jahr pflanzlicher Diät eine verbesserte Vitalkapazität nachweisen. Unter „Vitalkapazität“ versteht man die Menge an Luft, die Menschen ausstoßen können.

Kinder, die viele Milchprodukte essen, entwickeln mit einer höheren Wahrscheinlichkeit eine Asthmaerkrankung als Kinder, die wenig davon essen. Verzichten junge Asthma-Patienten acht Wochen auf Milchprodukte und Eier, verbessert sich die maximale Ausatmungsgeschwindigkeit, auch Peak-Flow oder PEF genannt, um 22 Prozent. Essen sie viel Fett, gesättigte Fettsäuren und wenig Ballaststoffe, muss man eher mit Entzündungen der Atemwege und einer Verschlechterung der Lungenfunktion rechnen.

Fazit: Eine Ernährung mit viel Obst, Gemüse, Vollkorngetreide sowie Hülsenfrüchten und wenig tierischen Produkten kann das Risiko der Entwicklung und Verschlimmerung von Asthma reduzieren. Man vermutet, dass eine überwiegend pflanzliche Kost Entzündungen im gesamten Körper und damit auch in den Atemwegen verringert.

5. Was dürfen Sie essen, was besser nicht?

Eine ausgewogene und gesunde Ernährung ist für uns alle wichtig. Jedoch sollten besonders Patienten, die von schwerem Asthma betroffen sind, auf gesundes Essen achten und bestimmte Lebensmittel und Lebensmittelzusatzstoffe vermeiden, wann immer möglich.

Ein Forschungsteam zeigte im Rahmen einer siebenjährigen Studie, dass ein hoher Konsum von Fleisch- und Wurstwaren (mindestens 4-mal/Woche) eine Verschlechterung der Asthma-Symptome bedeutet.

Für diese Studie beobachtete man fast 1000 Personen über 7 Jahre hinweg. In dieser Zeit bemerkten 20% der Teilnehmer eine Verschlechterung ihrer Asthma-Symptome.

So könnten einige Lebensmittel- und vor allem Zusatzstoffe möglicherweise Asthma-Anfälle auslösen oder verstärken. Generell sollte man daher – Asthmatiker aber besonders – die Zutatenliste von Lebensmitteln genau lesen.

Pseudoallergien und Asthma

Besonders Lebensmittelfarbstoffe, Glutamat (Geschmacksverstärker) und Konservierungsstoffe werden verdächtigt, Asthma-Anfälle auszulösen oder zu verstärken. AsthmatikerInnen haben auch ein höheres Risiko, einen sogenannten Natriumglutamat-Syndrom-Komplex zu entwickeln. Zusätzlich können die genannten Zusatzstoffe sogenannte Pseudoallergien hervorrufen. Dann kommt es zum Beispiel nach dem Verzehr glutamathaltiger Speisen zu Beschwerden wie Brennen und Juckreiz der Haut, Kopfschmerzen, Übelkeit, Herzrasen, Engegefühl in der Brust, Taubheitsgefühlen und Kreislaufbeschwerden. Pseudoallergien können möglicherweise auch durch den Lebensmittelfarbstoff Tartrazin (E102) entstehen. Man findet ihn oft in Limonade, Tütensuppen, Saucen sowie Süßigkeiten. Er verleiht ein gelb-orangefarbenes Aussehen.

Weitere sogenannte Azofarbstoffe, die man als Asthmatiker vermeiden sollte, sind:

- Gelborange (E110)
- Azorubin (E 122)
- Cochenillerot A (E 124)
- Allurarot (E129) sowie den Farbstoff
- Chinolingelb (E 104).

Für Asthmatiker sind auch Schwefeldioxid und Sulfit-Salze (Sulfite) in Lebensmitteln bedenklich. Sie werden aufgrund ihrer wachstumshemmenden Wirkung auf Hefen, Pilze und Bakterien häufig als Konservierungsmittel zugesetzt. Auch als Antioxidationsmittel findet man sie in der Zutatenliste, z.B. um Trockenobst vor dem Braunwerden zu bewahren.

Die meisten Menschen vertragen die Zusatzstoffe gut, aber bei empfindlichen Menschen kann es zu Überempfindlichkeitsreaktionen kommen, besonders bei Asthma-Patienten (genannt Sulfit-Asthma). Neben Trockenfrüchten befindet sich Sulfit oft auch in:

- Meerrettichzubereitungen
- Krebstieren und Kopffüßern (Tintenfische)
- Kartoffeltrockenerzeugnissen und Kartoffelteig (z.B. Knödel)
- Fruchtfüllungen
- Wein
- kandierten Früchten
- Stärke
- Tafeltrauben
- frischen Litschis.

Auch Alkohol in Form von Bier und Wein können die Beschwerden verschlimmern.

6. Asthma und Polyphenole

Polyphenole gehören zu den sekundären Pflanzenstoffen (s. Anhang, Lexikon) und sind z. B. in Weintrauben enthalten. Eine aktuelle Studie zeigte, dass sich eine polyphenolreiche Ernährung positiv auf die Lungenfunktion auswirken kann. Dies könnte für Asthma-Patienten von Vorteil sein.

Polyphenole verleihen Pflanzen oft bestimmte Geschmacksstoffe und rote bis bläuliche Farben. Rote Weintrauben enthalten zum Beispiel viele davon. Polyphenole können die sogenannten freien Radikale unschädlich machen. Auf diese Weise können Entzündungen gehemmt werden, wie sie bei Asthma in der Lunge auftreten.

Für Sie bedeutet das: Um den Polyphenolgehalt in Ihrer Nahrung zu erhöhen, hilft es, immer wieder mal auf Grünkohl zurückzugreifen, Weizenvollkorn – auch gekeimt – und frische Beeren zu essen. Das Schälen sollte man soweit wie möglich unterlassen, wobei man Bioprodukte auch oft mit Schale zu sich nehmen kann. Und schließlich schadet auch das Tässchen Kaffee nicht – im Gegenteil: Die Kaffeesäure beugt Krebs vor! Auch der Genuss von grünem Tee ist wichtig.

7. Zuviel ist leicht was – vor allem, wenn man Asthma erleichtern will

Übergewicht fördert Asthma. Bereits bei Kindern sollte man zu viele Kilos vermeiden. Wissenschaftliche Belege zeigten, dass Übergewicht bei den Kleinen sogar zu Asthma führen kann.

Haben Kinder Asthma, leiden sie öfter an starkem Übergewicht als gesunde Kinder. Nutzen sie häufig Notfallmedikamente, wirkt dies diesem Trend entgegen. Behandelt man Asthma von Anfang an, also frühestmöglich, könnte dies das Risiko von Fettleibigkeit verringern und den Krankheitsverlauf positiv beeinflussen.

Abnehmen, aber mit Köpfchen!

Abnehmen ist bei vielen Erkrankungen erforderlich – wenn man von seinem Idealgewicht abweicht. Folgende Tipps und weitere finden Sie auch in meinem Buch „Arthrose ICH HELFE MIR SELBST" (s. Anhang, Quellen). Nicht nur bei dieser Krankheit müssen Sie auf Ihr Gewicht achten wie bei Asthma:

Es ist schon zum sprichwörtlichen „Davonlaufen"! Da lebt man in einem Land, das leckere Speisen in Hülle und Fülle bietet – also quasi im Schlaraffenland – und darf sich, wenn überhaupt, so nur begrenzt bedienen. Von allen Seiten hört man, dass wir zu dick sind und dass man unbedingt abnehmen müsse. Wenn das so leicht wäre! Wissenschaftliche Studien zeigen, dass Übergewicht und die damit verbundenen Krankheiten zudem vorzeitiges Altern bedeuten.

Vor allem die Reduktion des Bauchfetts kann zu einem höheren biologischen Alter führen. Denn es ist eine Art Chemiefabrik, die den ganzen

Körper mit Giften überschwemmt und die den Blutzucker, den Blutdruck und das Cholesterin erhöht. Letzteres ist für das Altern unseres Herzens und unserer Blutgefäße mitverantwortlich. Die Fettzellen im Bauchraum erzeugen besonders viele schädliche Hormone, die den gesamten Stoffwechsel beeinflussen.

Auch wenn es generell schwierig ist abzunehmen – dem „Bauchfett" rückt man am leichtesten zu Leibe: 5–10 Prozent weniger Körpergewicht verkleinert sein Volumen bereits um ein Drittel – und damit verringert man die entsprechenden Risiken, die damit verbunden sind.

Eine andere Bezeichnung für den Taillenspeck ist der Bierbauch der Männer – die sogenannte „Apfelform", die gefährlicher ist als das Fett um Po und Hüften herum („Birnenform"), zu dem Frauen neigen.

Aber das ist nicht alles: Zu viele Kilos beeinflussen den Fettstoffwechsel generell ungünstig. Hat man Übergewicht, finden sich in der Regel zu viel schädliches LDL-Cholesterin, wenig gesundes HDL-Cholesterin und höhere Triglyceridmengen im Blut. Nimmt man ab, normalisieren sich diese Werte meist. Nimmt man nur etwa 30 kcal pro Tag zu viel zu sich, summiert sich das im Jahr zur Einlagerung von 1 kg Fettgewebe, bei täglich 100 kcal sind das schon 3,5 kg. Um das zu verhindern, sollte man ein Ernährungsprotokoll führen, um leicht vermeidbare Fehler zu erkennen. Allein durch einen Umstieg auf fettarme Zubereitungsarten (10 g Fett enthalten fast 100 kcal) oder die Vermeidung von kalorienreichen Getränken (Bier, Fruchtsäfte, Limonaden, Colagetränke etc.) kann man die tägliche Energiezufuhr deutlich senken! Das führt zwar nicht zu einem Crash auf der Waage, aber durch eine langsame Gewichtsreduktion erreicht man einen dauerhaften Effekt.

Bin ich überhaupt zu dick?

Man fühlt sich dick und möchte abnehmen. Aber wann ist man überhaupt zu schwer?

Gemäß neuen Erkenntnissen misst man aktuell die Taille oder den Bauchumfang. Die Grenzwerte hier sind:

Frauen: ab 85 – 90 cm Taillenumfang, Männer: ab ca. 100 cm.

Für beide Geschlechter gilt dieser Wert relativ unabhängig von der Körpergröße.
Die aktuelle Faustformel für die Berechnung des Kalorienbedarfs lautet: 24 × Körpergewicht in Kilo + 30 %.

Wissenswertes rund ums Abnehmen

Um sich das Abnehmen zu erleichtern, gibt es viele Tricks! Dafür sollte man jedoch einiges wissen:

Nach neuesten Erkenntnissen ist das Volumen der Nahrung das Entscheidende: „Volumetrics" (von „Volumetrie", dem Messen von Rauminhalten, auch beim Magen) nennt man die Ernährungsform, die dies berücksichtigt. Isst man, wird ein Dehnungsreiz der Magenwand ausgelöst. Interne Nervenrezeptoren messen die Essensmenge und den Druck auf die Magenwand. Diese Rezeptoren senden Signale an das Gehirn. Dort lösen sie das Völlegefühl aus. Nerven im Zwischenhirn sorgen dafür, dass man nicht weiter isst. Wenn man schließlich ganz satt ist, werden die damit zusammenhängenden Botenstoffe nicht mehr ausgeschüttet.

Zieht sich der Magen zusammen und entleert sich, fühlt man in der folgenden Zeit wieder ein Verlangen nach Essen. Größere Mahlzeiten füllen daher den Magen für einen längeren Zeitraum. Sie sättigen besser als kleine Portionen. Das bedeutet, dass es zum Abnehmen besser ist, dreimal am Tag größere anstelle von 5 kleineren Mahlzeiten zu essen.

Die Sättigungssignale entstehen unabhängig davon, wie viel Energie die jeweilige Nahrung enthält. 80 % der Sättigung gehen auf das Volumen und nicht die Kalorienmenge zurück. Je mehr Kalorien das jeweilige Lebensmittel in derselben Menge enthält, desto größer ist die Energieaufnahme bei gleichem Sättigungseffekt. Isst man z. B. Schnitzel, Obst oder Gemüse, so wird mit letzterem die Sättigung mit nur 150 kcal erreicht, beim Schnitzel benötigt man für denselben Effekt 550 kcal.

Dass Gemüse dabei kalorienarm den Magen füllt, überrascht nicht wirklich. Das sieht beim Brot schon anders aus. Dieses Nahrungsmittel ist zu trocken, um ein günstiger Sattmacher zu sein. Kartoffeln sind da eindeutig besser. Da Gemüse und Obst zu 90 % aus Wasser bestehen, sättigen sie. Sogar das Prinzip der Kohlsuppe basiert auf diesem Prinzip.

Jedoch bringt sie pur genossen zu wenig Eiweiß. Abgewandelt mit Sojabohnen oder ähnlichen Hülsenfrüchten ist sie ideal – allerdings isst man sich sehr schnell ab. Gegen einen Tag in der Woche spricht jedoch nichts. Eine günstige Energiedichte haben nach dieser Methode z. B. Salat, Gemüse, Obst, bei Fleisch Filet und gekochter Schinken, Kartoffeln (gegart), Reis und Nudeln.

Bei den ganz hohen und somit extrem ungünstigen Energiedichtewerten liegen Nussnugatcreme, geröstete Erdnüsse und Kartoffelchips. Anstelle von Hartkäse wie Emmentaler sollte man besser Magerjoghurt und -milch als Kalziumlieferanten wählen – zumindest während des Abspeckens.

Tipps und Tricks zum Abnehmen

Um erfolgreich abzunehmen, kann man sich das Leben erleichtern, wann immer möglich. Dafür die folgenden Tipps und Tricks:

- Crashdiäten, Fasten, Low-Carbund ähnliche Modediäten sind zum Abnehmen ungeeignet. Eine langsame Gewichtsreduktion macht es leichter, das erreichte Gewicht langfristig niedrig zu halten. Nimmt man zu schnell ab, erhöht das zudem das Risiko, dass sich Gallensteine bilden.
- Wenn Sie der Meinung sind, eh nicht viel zu essen und trotzdem dicker zu werden, nehmen Sie sich die Zeit ein Essensprotokoll anzulegen. Schreiben Sie minutiös alles auf, was Sie im Laufe des Tages zu sich nehmen – auch nicht die kleinste Praline und/oder ein Getränk zwischendurch vergessen. Dann beschaffen Sie sich oder sehen in einer vorhandenen Liste die enthaltenen Kalorien an und schreiben Sie die ungefähre Kalorienzahl dazu: Sie werden staunen und sehen, wo Sie einsparen können.
- Es nützt nichts zu hungern und die Essensmengen zu reduzieren. Um abzunehmen, muss man Kalorien einsparen. Frisches Gemüse ist ideal: viele Ballaststoffe, viele lebensnotwendige Vitamine und Mineralstoffe, viel Volumen, wenig Kalorien. Ein Teller Suppe mit Gemüsestückchen oder ein Schüsselchen Salat vor der Hauptmahlzeit helfen, satt zu werden.

- Es nützt ebenfalls nichts, sich zu kasteien und auf geliebte Snacks wie Schokolade ganz zu verzichten. Besser als gelegentlichen Genuss einbauen.
- Essen Sie vollwertige Speisen. Nach Möglichkeit Vollkornbrot, Vollwertreis, Vollkornnudeln und Müsli – möglichst ohne Zucker oder Honig. Natürliche Süßstoffe wie Stevia oder der Zuckeralkohol Erythrit (erhältlich meist nur über das Internet) können dabei helfen.
- Trinken kann nur kurzzeitig über Hungergefühle hinweghelfen, denn Flüssigkeiten sättigen nicht. Ein halber Liter verlässt den Magen nach 20 Minuten wieder. Zum Trinken nur ungezuckerte Tees oder (Mineral-)Wasser, Fruchtsäfte nur verdünnt bzw. als Schorlen, denn Obstsäfte – so gesund sie sind – können durchaus 120 Kilokalorien pro Glas bringen. Gezuckerte Getränke sind heimliche Kalorienbomben, die zudem das Risiko erhöhen, an Diabetes Typ 2 (Zuckerkrankheit) zu erkranken. Ein Liter Cola enthält etwa 40 Zuckerwürfel!
- Wenn man anderen zusehen muss, ist es besonders schwer. Wann immer möglich solche Situationen meiden.
- Machen Sie sich eine Liste der Dinge, die Sie sehr gerne tun. Wenn dann der Appetit auf eine kalorienreiche Zwischenmahlzeit kommt, nehmen Sie sich vor, 20 Minuten zu warten – und dies mit Hilfe der geliebten Tätigkeit.
- Die Portion, die man essen will, in der Küche auf den Teller geben – nicht mehr. Nimmt man dagegen die Töpfe mit den Speisen mit, nimmt man sich eher.
- Lagern Sie verführerische Lebensmittel wie Schokolade nicht im Schreibtisch oder im Wohnzimmer. Besser, man deponiert sie weiter entfernt, so dass man eine längere Wegstrecke dafür zurücklegen muss.
- Besser kleine Teller und kleine Servierlöffel anstelle der großen Varianten verwenden. Sind die Teller rot gefärbt, isst man automatisch weniger – ein Überbleibsel aus der Steinzeit.
- Einige Kekse, etwas Cola oder zwei Scheiben Brot mehr oder weniger sind doch nicht so schlimm, denkt man. Es ist nicht viel, und man empfindet auch keinen Hunger, wenn man es sein lässt.

Zwei Kekse enthalten bis zu 120 Kilokalorien! Das summiert sich! Es reicht, wenn man für sich drei Gefahrenzonen identifiziert, in denen man oft schwach wird. Diese sollte man dann möglichst umgehen.

- Bewusstes Essen hilft, weniger zu essen. Das, was Sie essen, sollten Sie wirklich genießen und nicht in sich hineinschlingen. Das macht Spaß und fördert das Sättigungsempfinden.
- Garen und anbraten am besten kurz mit wenig Wasser und wenig Fett. Dämpfen, Dünsten, Schmoren, Grillen, Garen im Bratschlauch oder im Tontopf sind kalorienarme Zubereitungsarten.
- Beschichtete Pfannen sorgen dafür, dass Schnitzel & Co auch mit wenig Fett knusprig werden.
- Bereitet man eine Suppe oder Soße bereits am Vortag zu, kann man das erkaltete Fett auf der Oberfläche vor dem Erhitzen entfernen.
- Zum Binden von Suppen und Saucen am besten püriertes Gemüse oder wenig klein gedrückte Pellkartoffeln verwenden.
- Sojasahne enthält wesentlich weniger Kalorien als Sahne, die aus Milch gewonnen wird. Man schmeckt den Unterschied kaum, hat aber durch sie weniger auf den Hüften. Sie erhalten sie im Bio- oder Naturkostladen.
- Die Wirkstoffe der Birnen sollen entwässernd wirken und die Verdauung anregen.
- Sandwiches oder Brot kann man auch mit fettarmen Schinken, Tomaten-, Gurken- oder Paprikascheiben, Sprossen oder Salatblättern belegen.
- Niemals hungrig einkaufen gehen, am besten nur mit Einkaufszettel und auch nur das kaufen, was draufsteht.
- Wenn Sie als Beilagen Pellkartoffeln, Reis oder Nudeln wählen, so sättigen Kartoffeln bei der kleinsten Kalorienmenge.
- Ein kalorienreiches Frühstück wird im Laufe des Tages nicht durch kalorienärmeres Essen ausgeglichen. Da der Kaloriengehalt nicht die Nahrungsaufnahme bestimmt, ist ein kalorienarmes Frühstück besser für die Figur.

- Studien zeigten, dass Personen, die versuchten mit Diät plus Sport abzunehmen, etwa 20 % mehr an Gewicht verloren und es auch besser halten konnten als Menschen, die nur eine Diät machten.
- Denken Sie nicht daran, was Sie alles nicht essen dürfen. Besser man stellt sich die Vorteile eines neuen Essverhaltens vor: ich werde weniger wiegen, mich wohler in meiner Haut fühlen, ich werde wieder in meine Lieblingshose passen, mein Blutdruck wird sinken.
- Es gibt viele köstliche Gemüsearten, die es jetzt zu versuchen gilt. Haben Sie schon mal Petersilienwurzel, Topinambur oder Teltower Rübchen versucht? Brokkoli, Karotten, Blumenkohl, Porree, Mangold, Kürbis, Paprika, auch Fenchelgemüse schmeckt besser als Fencheltee! Die Abwechslung hilft und bringt neue Geschmacksrichtungen. Das Internet ist voller Rezeptideen!
- Ein Wok bündelt auf einer kleinen Bodenfläche die Hitze und leitet sie gemäßigt an die ausladenden Wände weiter. Aufgrund der hohen Temperaturen im Zentrum ist die Garzeit sehr kurz. Daher bleiben Vitamine erhalten und man kommt mit einem Minimum an Fett oder Öl aus.
- Reicht die Zeit zum Kochen nicht? Einige Gemüsesorten kann man auch roh essen (Paprika, Möhren, Kohlrabi…), Obst sowieso: Das spart die Zeit der Zubereitung.

Heilkräuter zur Appetitreduzierung

Wer kennt die Leiden von Abnehmwilligen nicht! Da ist es gut, dass es Heilkräuter gibt, die beim Abnehmen helfen.

Man glaubt es kaum, aber es gibt Heilpflanzen, die die Verdauung anregen, den Stoffwechsel ankurbeln oder die Fettverbrennung unterstützen. Diese können Sie als Tee oder als Gewürz in Ihren Speisen aufnehmen. Den Tee kann man in Form von drei Tassen Tee über den Tag verteilt zu sich nehmen, Gewürze nach Geschmack.

Heilpflanzen, die den Stoffwechsel ankurbeln

Brennnessel: Die Blätter der Brennnessel brennen nicht nur, wenn man ihnen zu nahe kommt, sie regen auch den Stoffwechsel an. Ihren Auszug nutzt man schon lange zur Entwässerung. Dazu können Sie die Blätter im Frühjahr roh zum Beispiel im Salat essen, da sie dann noch keine Brennhaare haben. Alternativ können Sie die Blätter trocknen und damit einen Tee kochen.

- Rosmarin: Das Gewürz reduziert den Appetit und geht die Fettreserven an. Zusätzlich kurbelt es den Stoffwechsel an. Auch, wenn man sich schlapp fühlt oder unter Kreislaufproblemen leidet, hilft Rosmarin.
- Basilikum: Die Gewürzpflanze enthält Gerbstoffe und besitzt deshalb eine anregende Wirkung auf den Stoffwechsel. Dafür ist ein Teeaufguss damit hilfreich. Zusätzlich greift Basilikum die Fettreserven an und löst Wassereinlagerungen auf.

Heilpflanzen, die Körperfett verbrennen

- Petersilie: Dieses Küchenkraut enthält viel Vitamin C und hat deshalb einen positiven Einfluss auf die Fettverbrennung. Zusätzlich ist Petersilie reich an Mineralstoffen, entwässert und hilft, das Bindegewebe zu straffen.
- Schnittlauch: Auch der Schnittlauch enthält viel Vitamin C und seine Senföle erhöhen den Kalorienverbrauch.
- Beifuß: Diese Heilpflanze schmeckt leicht bitter und riecht nach Minze und Wacholder. Sie soll die Fettverbrennung ankurbeln und die Durchblutung anregen.
- Kresse: Das Kraut greift unsere Fettpölsterchen an und ist somit eine optimale Diät-Hilfe. Es unterstützt durch seine Senföle die Verdauung und löst Darmblockaden. Zusätzlich enthält Kresse viel Vitamin C.

Verdauungshilfen

- Oregano: Dieses Gewürz ist sehr magenfreundlich und regt die Darmflora an. Die zugehörigen scharf-würzigen bis bitter-herben Blätter unterstützen obendrein die Leber.
- Dill: Dieses Kraut fördert die Verdauung und seine ätherischen Öle wirken krampflösend.

- Kerbel: Seine Bitterstoffe regen die Verdauung an. Infolgedessen kann das Kraut als Tee auch leicht abführend wirken.
- Thymian: Die ätherischen Öle und die Bitterstoffe von diesem Gewürz haben eine günstige Wirkung auf die Verdauungsorgane. Gut schmeckt Thymian als Tee oder auch als Gewürz, insbesondere in der mediterranen Küche.
- Löwenzahn: Die Wiesenpflanze enthält eine große Menge an Bitterstoffen und regt deshalb alle Verdauungsorgane sowie die Funktion der Leber und Nieren an. Zusätzlich enthält sie viel Magnesium und wirkt daher beruhigend auf die Nerven. Man kann die jungen zarten Blätter auch als herben Salat gut essen.

Intervallfasten

Intervallfasten bedeutet: 16 Stunden lang nichts essen, in den verbleibenden 8 Stunden zwei Mahlzeiten. Der Vorteil ist zum einen, dass der Darm zur Ruhe kommt und in den 16 Stunden fasten, das heißt einem verlängerten Nachtfasten, baut der Körper Fett ab und man nimmt ab.

III. Asthma und Sport

Asthma ist noch lange kein Grund, bewegungslos zu bleiben. Es ist noch gar nicht so lange her, als asthmakranke Kinder vom Schulsport befreit wurden. Das ist vorbei. Heute weiß man, dass allein mit Hilfe von Sport- und Bewegungstherapie körperliche und psychische Folgen von Asthma erfolgreich gelindert werden können. Offensichtlich hilft körperliches Training die Herz-Kreislauf-Gesundheit und Lebensqualität bei Kindern mit Asthma nachweislich zu verbessern. Sie werden leistungsfähiger und das tut nicht nur ihrem Selbstwertgefühl gut. Schulsport ist daher sehr empfehlenswert, nicht ohne vorher die Lehrer bzw. Trainer von der Einschränkung zu informieren. Vorab ist auch eine Asthmaschulung zu empfehlen, um sich sicherer zu fühlen und zu wissen, wie das Kind sich bei Luftnot helfen kann. Die Deutsche Atemwegsliga (Adresse siehe Anhang) empfiehlt Asthmatikern beim Schulsport, dass sie sich zwischen den Belastungen beruhigen, um nicht zu hyperventilieren.

Lungensportgruppen helfen. Sie stimmen das Training speziell auf bestimmte Krankheitsbilder ab. Es gibt spezielle Übungen zur Verringerung der Atemnot.

Für erwachsene AsthmatikerInnen empfiehlt es sich, vor dem Sport einen Arzt aufzusuchen und mit ihm die gewünschte Sportart zu besprechen. Am besten ist moderater Ausdauersport und Krafttraining. Auch Walken und Schwimmen sind gut.

Ungeeignet sind Intensivsportarten, deren Belastung man nicht steuern kann. Auch Kältesportarten wie Schlittschuhlaufen sind ungeeignet.

2 Übungen sind für Asthmatiker besonders gut:

- Die Arme ausstrecken, die Handflächen aneinanderlegen und -pressen, mit der Einatmung die Arme öffnen und weit nach hinten bewegen. Mit der Ausatmung die Arme wieder nach vorne bewegen und die Hände aneinanderlegen.

- Entspannt auf den Rücken auf eine Matte legen, Arme ausbreiten, auf ein Yogakissen oder ähnliches legen, Arme im 90-°C-Winkel hochheben und wieder zurück auf den Boden legen.

1. So wirkt Bewegung auf die Lunge

Strengen sich Asthmatiker körperlich an, können Husten, pfeifende Atmung und Luftnot auftreten. Ein guter Trainingszustand kann nicht nur die Auslöseschwelle für Anstrengungsasthma erhöhen, sondern auch die Selbsteinschätzung insbesondere von asthmakranken Kindern erhöhen. Zusätzlich wirkt sich körperliches Belastungstraining auf den Schleimtransport aus den Lungen günstig aus.

Und wenn man älter wird?

Wenn man älter wird, betrifft dies leider auch die Lunge. So können die Flimmerhärchen des Organs den Schleim nicht mehr so gut abtransportieren. Deshalb kann eine Bronchitis bei einem alten Menschen schlimmer verlaufen als bei jüngeren Patienten. Zusätzlich nimmt die Oberfläche der Lunge ab. Deshalb funktioniert der Austausch von Sauerstoff oder Kohlendioxyd nicht mehr so gut wie in jungen Jahren. Dies bemerkt man vorwiegend bei körperlicher Belastung. Leider können ältere Menschen die Leistung ihrer Lunge nicht mehr so steigern, wie es für starke Beanspruchungen erforderlich ist und sie kommen schnell außer Atem. Dies muss man jedoch nicht einfach so hinnehmen. Das Sprichwort „wer rastet, der rostet“ trifft es auf den Punkt. Regelmäßige körperliche Aktivität und altersgerechter Sport machen die Lunge fit, genauso wie das Immunsystem und alle Organe im Alter. Insbesondere in der Gruppe macht es Spaß, sich zu bewegen. Aus diesem Grund empfehlen Lungenfachärzte den Lungensport für alle Patienten mit Asthma – auch im Alter.

2. Die richtige Sportart finden

Geeignet für Asthmatiker sind alle Ausdauersportarten, z. B. Walking (schnelles Gehen), Laufen, Schwimmen, Radfahren oder Wandern, aber auch Tanzen und Inline-Skating. Diese Bewegungsarten stärken nicht nur Herz und Kreislauf, sondern führen auch zu einer größeren Atemtiefe. Das gilt außerdem für gezieltes Krafttraining. Damit lassen sich die Körperhaltung verbessern und die Atemmuskulatur kräftigen. Am besten wählt man eine Sportart aus, die man langsam beginnen und regelmäßig betreiben kann. Auf diese Weise kann man den Körper an die Anstrengung gewöhnen und die Belastung nach und nach steigern.

Damit die Freude am Sport nicht getrübt wird, gibt es bestimmte Medikamente, die vor Belastungsasthma schützen. Damit man weiß, wie belastbar Sie sind, sollten Sie sich vor dem ersten Training beim Arzt einem Lungenfunktionstest auf dem Laufband- oder Fahrrad-Ergometer unterziehen.

Besprechen Sie auch mit Ihrem Arzt, welches Medikament Sie vor dem Sport einnehmen können, das Ihnen während oder nach dem Sport helfen kann, falls dennoch Beschwerden auftreten. Ist man gut medikamentös eingestellt, benötigt man auch das Notfallspray seltener. Dennoch sollten Sie das Spray nicht nur beim Sport immer griffbereit haben. Asthmasportgruppen sind in Deutschland noch relativ selten, aber in vielen Städten gibt es Lungensportgruppen (Adressen s. Anhang), wo auch Patienten mit anderen chronischen Lungenerkrankungen trainieren. Dort können Sie zusammen mit anderen Betroffenen aktiv werden oder sich über die für Sie geeigneten Sportmöglichkeiten informieren.

Mit einer Asthma- oder Lungensportstunde will man Folgendes erreichen:

- sich Atmung, Körperhaltung und Bewegungen stärker ins Bewusstsein bringen
- Methoden erlernen, die die Bewegungen des Zwerchfells erleichtern und
- die die Schulterhilfsmuskulatur entspannen.

Auch Entspannung ist wichtig!
Bei aller Bewegung ist auch Entspannung wichtig. Dabei können progressive Muskelrelaxation nach Jakobson, autogenes Training, Yoga und andere Konzentrations- und Entspannungstechniken helfen. Sie können Ihre Beschwerden und die Atemfunktion möglicherweise positiv beeinflussen. Dies insbesondere, da Stress, Zeitdruck und Angst Ihre Asthma-Beschwerden verschlimmern können. Körperliche und geistige Entspannung kann Ihnen helfen, sich in schwierigen, angespannten Situationen nicht zu verkrampfen bzw. solche Situationen erst gar nicht aufkommen zu lassen.

3. Auch Gymnastik & Yoga helfen – Atemübungen

Lernt und praktiziert man Atemübungen, ist es möglich, die eigene Atmung so zu kontrollieren, dass sie auch bei einem akuten Asthmaanfall Linderung verschaffen kann.
Atmet man richtig und bewusst, versorgt dies Gehirn sowie Körperzellen mit Sauerstoff und führt den Körper in einen Entspannungszustand. Hat man einen akuten Asthmaanfall, verengen sich die unteren Atemwege so stark, dass die Betroffenen nicht mehr richtig ausatmen und erst nach Inhalation eines Asthmasprays wieder durchatmen können. Dazu kommt die natürliche Angst, bei einem Asthma-Anfall zu ersticken. Dies führt zu einer schnelleren Atmung und einer schlechteren Versorgung der Zellen mit Sauerstoff. Allein schon durch die richtige Körperhaltung bei speziellen Atemübungen und kontrolliertem Atmen kann man versuchen, die Luftnot zu mindern.

Wichtig ist bei den Übungen, bestimmte Regeln einzuhalten:

- Einatmen langsam über die Nase und den Mund geschlossen halten.
- Ausatmen durch den Mund, und zwar so langsam und so lange wie möglich. Dazu hörbar atmen mit „sss“, „sch“, „pff“ oder „ch“-Lauten. Damit kann man das Atmen besser kontrollieren.

Bei den folgenden Atemübungen, die in entspannter Körperhaltung, im Stand, Liegen oder Sitzen durchgeführt werden, muss man vor allem im Stehen auf eine korrekte Körperhaltung achten. Das heißt: Man steht aufrecht ohne Hohlkreuz, die Füße stehen parallel auf dem Boden und die Knie sind locker.

Das Prinzip besteht darin, den Brustkorb durch das Abstützen der Arme vom Gewicht der Schultern zu befreien und dadurch besser durchatmen zu können.

Tatsächlich gibt es verschiedene, atmungserleichternde Körperstellungen, die man bei Atemnot einnehmen kann:

- Die **Lippenbremse** s. Kapitel 1.8: Selbsthilfe-Tipps
- Der **Kutschersitz**
  Beim Kutschersitz unterstützt man die Atemmuskulatur, indem man sich hinsetzt, den Oberkörper nach vorne beugt und die Unterarme auf den Oberschenkeln (oder auf einer Tischplatte) abstützt.
  Dafür auf einen Stuhl aufrecht auf den vorderen Teil der Sitzfläche setzen, dann langsam zusammensacken. Dabei ruhen die Unterarme auf den Oberschenkeln und die Hände hängen locker herunter. Der Rücken bildet einen Katzenbuckel, ist also leicht gerundet und nicht verkrampft. Zusätzlich können Muskeln, die normalerweise die Arme an den Körper heranführen, in dieser Haltung helfen, den Brustkorb zu weiten. Auf diese Weise kann man freier durchatmen.
- Auch bei der sogenannten **Torwartstellung** wird der Brustkorb durch das Abstützen der Arme vom Gewicht der Schultern entlastet. Dafür stellt man sich hüftbreit und leicht vorgebeugt hin und stützt sich mit den Händen auf die Knie oder die Oberschenkel ab. Auf diese Weise können die so genannten Atemhilfsmuskeln im Schultergürtel-, Brust-, und Rückenbereich eingesetzt werden, um den Brustkorb bei fixiertem Schultergürtel zusätzlich zu heben und zu senken.
- Eine weitere Variante ist der **Bettsitz**: Dafür setzt man sich auf die Bettkante und stützt die Hände neben dem Gesäß ab.
- Dann der **Tischsitz**: Dafür wiederum sitzt man an einem Tisch und legt Kopf und Arme auf die Tischplatte ab. Dieser Sitz entlastet

ebenfalls den Brustkorb, so dass man leichter einatmen kann. Auf diese Weise steigt die Luftmenge in der Lunge an und die verengten Bronchien erweitern sich.

Die Atemmuskulatur inklusive Zwerchfell und die Muskeln zwischen den Rippen lassen sich wie andere Muskeln auch durch gezielte Übungen trainieren. Damit kräftigt man die Atemmuskulatur und steigert die Atemleistung. Auf diese Weise wird das Volumen des Brustkorbs und der Lunge vergrößert. Dadurch kann man kann tiefer und mehr Luft einatmen.

Dazu gehören auch Dehnübungen, um die Widerstände in Haut und Muskeln (vor allem diejenigen der Brustwand und der Körperflanken) zu verringern und auf diese Weise die Atembewegungen zu erleichtern.

Dafür unterscheidet man die Rücken- und Brustdrehlage. Im Rahmen dieser beiden Übungen verdreht man den Oberkörper gegen den Unterkörper. Zur selben Zeit konzentriert man sich darauf, statt der gewohnten Brustatmung in den Bauch ein- und auszuatmen. Dies hilft dabei, den Zwischenrippenbereich zusätzlich zu dehnen und das Zwerchfell zu trainieren. Damit erreicht man, dass sich die Rippen beim Atmen freier und aktiver bewegen können und dass sich das Zwerchfell stärker ausweiten kann. Zusätzlich hilft eine gezielte Physiotherapie zur Unterstützung der Atemfunktion und zur Verbesserung des Allgemeinzustands.

Allerdings sollte die Atemgymnastik immer nur im beschwerdefreien Zeitraum durchgeführt werden.

Atemtechniken und atemerleichternde Stellungen können bei Atemnot sehr helfen, da sie sehr einfach anzuwenden sind. Die Lippenbremse verhindert eine sehr gepresste Ausatmung in deren Rahmen man ruhiger und gezielter atmet. Es entsteht Druck in der Mundhöhle, der dafür sorgt, dass kleine, verengte Bronchien nicht in sich zusammenfallen.

Das richtige Husten

Hält ein Hustenreiz länger an, kann dies zu akuten Krämpfen in den Bronchien führen. Deshalb sollte man Husten möglichst vermeiden. Dies gelingt vorbeugend, indem man morgens nach dem Aufstehen kontrolliert abhustet. Dafür atmet man erst tief ein und atmet dann bei leichtem Räuspern halb aus. Dabei ein schlagartiges oder kräftiges Husten vermeiden. Anschließend hustet man mit dem Rest der Atemluft noch einmal mehrmals leicht.

Tipp: Der Deutsche Allergie- und Asthmabund bietet in seinem YouTube-Kanal (www.youtube.com/@daabtv) verschiedene Videos zur richtigen Atemtechnik sowie mit Atemübungen an.

Auch Yoga hilft

Yoga ist nicht nur Dehnung und Entspannung. Es kann auch bei Asthma helfen. Allerdings hat man festgestellt, dass Yoga bei Asthma nur wirkt, wenn es Atemübungen enthält. Die Atmung führt die Bewegung und nicht umgekehrt.

Die folgenden Atem- und Yoga-Übungen beruhigen und schaffen eine Weite im Brustraum.

Yoga und Atemübungen

Oft atmen wir im Alltag zu schnell und zu flach. Atmet man ruhig und langsam, signalisiert man dem Körper Entspannung. Mit den folgenden beiden Atemübungen kann man die Ausatmung vertiefen und für einen ruhigen Atemfluss sorgen:

Bauchatmung

Legt man seine Hände auf den Bauch, beginnt man fast automatisch mit der Bauchatmung. Diese beruhigt die Nerven und man kann entspannter atmen. Dafür:

- In Rückenlage die Beine mattenbreit aufstellen und die Knie zueinander fallen lassen
- Die Augen schließen
- Beide Hände auf den Bauch legen
- Die Gesichtszüge entspannen und den Kiefer lockern
- Tief durch die Nase einatmen und spüren, wie die Bauchdecke sich gegen die Hände wölbt
- Ausatmen und spüren, wie sich die Bauchdecke wieder senkt
- Ganz bewusst die Länge der Atemzüge beobachten
- All dies drei bis fünf Minuten üben. Die Atmung wird dadurch automatisch ruhiger, tiefer und entspannter.

Reinigende Atmung

Die folgende Übung sorgt für Elastizität in den Lungen sowie im Brustkorb und wirkt zudem schleimlösend:

- Aufrecht sitzen und die Hände locker auf den Bauch legen,
- ausatmen und tief in den Brustkorb einatmen.
- Beim nächsten Ausatmen die Bauchdecke kraftvoll Richtung Wirbelsäule einziehen.
- Die Luft schnaubend durch die Nase ausströmen lassen, so als würde man versuchen, mit der Nase eine Kerze auszupusten.
- Das Einatmen erfolgt anschließend ganz automatisch und die Bauchdecke wölbt sich wieder.
- Nun etwa 25 - 30 schnelle Atemstöße hintereinander ausführen. Dabei bleibt der obere Brustkorb fast ruhig.
- Die Übung beenden, indem man tief einatmet, kurz die Luft anhält und schließlich entspannt ausatmet. Die Atempause kann man auch verlängern, bis man merkt, dass man wieder einatmen möchte.

Wenn man sich wohl dabei fühlt, kann man diese Atmung noch ein- bis zweimal wiederholen.

Anschließend nachspüren und beobachten, ob sich das Gefühl im Brustraum verändert hat. Das heißt, ob man entspannt ist und die Atmung feiner geworden ist.

Durch Yoga lernt man, die Atmung zu entspannen und wieder durchzuatmen.

Entspannung und Kräftigung

Außer den Atemübungen helfen auch die sogenannten „Asanas“. Besonders wichtig sind dabei die Kräftigung und Dehnung der Rücken- und Bauchmuskeln. Dafür sind die „Schulterbrücke“ und der „Herabschauende Hund“ besonders gut.

Schulterbrücke

Diese Übung sorgt für die Aktivierung der Bauchatmung.
Dafür auf den Rücken legen, die Füße hüftbreit und parallel aufstellen.

- Die Fersen in den Boden drücken und die Knie nach vorne schieben. Währenddessen das Becken und den Rücken langsam von der Matte abheben.
- Die Hände sanft auf den Bauch legen und bewusst einatmen.
- Während des Ausatmens die Bauchdecke leicht nach innen ziehen, dabei die Knie beibehalten.
- Für etwa 10 – 15 Atemzüge in dieser Haltung bleiben.
- Anschließend Wirbel für Wirbel langsam zum Boden zurückrollen.

Herabschauender Hund

Mit Hilfe dieser Übung kann man automatisch in den Bauch atmen und im Brustraum sowie in den Lungen entspannen.

In den Vierfüßlerstand kommen und die Zehen aufstellen.

- Hände schulterbreit aufstellen, die Finger spreizen, die Mittelfinger zeigen nach vorn.
- Das Becken kraftvoll nach hinten oben schieben und die Beine dabei leicht gebeugt lassen.
- Ein- bis zweimal durch die Nase einatmen und durch den geöffneten Mund ausatmen. Anschließend ruhig und tief weiteratmen.
- Räkelnde Bewegungen sind gut, um Brustkorb und Schultern zu entspannen.
- Zehnmal ruhig und tief atmen.
- Anschließend langsam zurück in den Vierfüßlerstand kommen und hinsetzen.
- Dann am besten nachspüren und beobachten, ob sich die Atmung verändert hat und freier sowie entspannter fließen kann.

Yoga bei Asthma hilfreich?

Am wirksamsten sind die Asthma-Yoga-Übungen, wenn man sie regelmäßig – am besten täglich – übt. Dabei sollten Sie sich wohlfühlen und nicht übernehmen. Yoga kann Ihnen den Umgang mit den Asthma-Symptomen erleichtern und einen bewussteren Umgang mit der Atmung und dem Körper ermöglichen.

Tai-Chi

Auch Tai-Chi wird bei Asthma empfohlen. Dafür hat man an 206 COPD-Patienten (chronisch obstruktive Lungenerkrankung) getestet, die nach dem Zufallsprinzip in drei Gruppen aufgeteilt wurden. Davon hat eine Gruppe zweimal in der Woche für 60 Minuten Qigong bzw. Tai-Chi geübt, wobei vor allem Übungen zur Atmung und Beweglichkeit des Oberkörpers im Vordergrund standen. Eine zweite Gruppe führte Atemübungen nach unserem westlichen Verständnis durch, zum Beispiel eine tiefe Zwerchfellatmung. Schließlich sollte die Kontrollgruppe ihre bisherigen körperlichen Aktivitäten beibehalten. Sie hat in allen Kriterien am schlechtesten abgeschnitten. Die Tai-Chi-Gruppe konnte dagegen ihre Lungenfunktion verbessern und die körperliche Leistungsfähigkeit stieg an.

Da man Tai-Chi von einem qualifizierten Tai-Chi-Lehrer in einem Kurs lernen sollte, wendet man sich am besten an den Deutschen Dachverband für Tai-Chi (Lesebergweg 25, 22549 Hamburg, Zentrale@tai-chi-dvds.de; www.tai-chi-dvds.de). Manchmal bieten Volkshochschulen und Krankenkassen Kurse an.

4. Wie oft sollte man trainieren?

Regelmäßiges Training verbessert die Lungenfunktion bei allen Menschen. Dadurch kann bei Belastungsasthmatikern auch die Reizschwelle für das Auftreten eines Asthma-Anfalls ansteigen.

Es ist zum Beispiel vorteilhafter, jeden Morgen mit mäßiger Geschwindigkeit seine Bahnen zu schwimmen, als nur 1x alle zwei Wochen schnell zu laufen.

Was man vermeiden sollte, sind abrupte Wechsel zwischen Belastung und Ruhe, da die Atemwege dann Beschwerden verursachen können. Um diese Gefahr zu verringern, sollte man sich vor dem Sport aufwärmen und am Ende der Belastung das Tempo langsam und schrittweise reduzieren, um wieder abzukühlen. Auf keinen Fall sollte man es riskieren, während der Belastung die anaerobe Schwelle zu überschreiten. Das bedeutet:

- Sofort das Tempo reduzieren, wenn man außer Atem kommt.
- Keine Spitzenbelastungen anstreben,
- Belastungsphasen regelmäßig mit Erholungsphasen abwechseln.
- Die sportlichen Aktivitäten immer entsprechend der aktuellen Lungenfunktion wählen.

Vorsichtshalber sollte man mögliche Schwankungen der Lungenfunktion mit dem Peak-Flow-Meter kontrollieren.

Dies sollten Sie dann auch zu Hause regelmäßig weiter üben, und sich dafür mindestens zehn Minuten täglich Zeit nehmen.

Übrigens: Man kann auch ganz leicht die Lunge trainieren, indem man täglich einen Luftballon aufbläst – am besten morgens, mittags und abends. Dabei sollte der Ballon jeweils über 20 Zentimeter groß werden. Bei einem Versuch mit chronischen Bronchitikern fühlten sich alle nach 2 Monaten wohler und zeigten auch bessere Werte in Bezug auf die geistige Leistungsfähigkeit.

IV. Ausreichender Schlaf ist wichtig

Wir verschlafen ungefähr ein Drittel unseres Lebens. Schlafen wir zu wenig, schwächt das unsere Konzentrationsfähigkeit und schlägt auf die Stimmung. Schläft man dauerhaft weniger als 6 Stunden pro Nacht, erhöht dies das Schlaganfallrisiko um das 4,5-fache.

Im Schlaf entspannen und regenerieren sich unsere Muskeln. Die Erinnerungen werden verarbeitet. Neue Erlebnisse kommen dann zum Teil ins Langzeitgedächtnis. Neu Gelerntes verfestigt sich, zum Beispiel Vokabeln.

Im Laufe des Tages reichern sich biochemische Abfälle an. Das gilt für den ganzen Körper, aber im Gehirn bleiben sie liegen. Im Jahre 2012 entdeckte man das glymphatische System, das vor allem im Schlaf aktiv wird. Dann wird weniger Adrenalin ausgeschüttet, wodurch Hirnzellen abschwellen. Dadurch entsteht mehr Platz für die Gehirnflüssigkeit und angesammelte Schadstoffe können besser abtransportiert und fortgewaschen werden. Sie werden auf diese Weise ins Blutgefäßsystem abgegeben. Es handelt sich also um eine Art Selbstreinigungsprogramm, das nur während des Schlafs funktioniert. Es bleibt auch auf die Oberfläche des Gehirns beschränkt.

Im Schlaf wird also das Gehirn entgiftet. Dafür benötigt es 7–8 Stunden täglich.

Schlafstörungen verhindern auch die Reparatur an der Erbsubstanz unseres Körpers, der sogenannten DNA. Dort treten immer wieder sogenannte Doppelstrangbrüche auf. Die Lysosomen – winzige Körperchen in unseren Zellen – können derartigen Zellabfall verdauen. Ist das aufgrund von Schlafmangel nicht möglich, reichert sich der Zellabfall an.

Mit Hilfe der Gliazellen werden die Nervenzellen von den Abfallstoffen befreit, die anschließend in die Leber gelangen und dort abgebaut werden. Im Tiefschlaf funktioniert das am besten.

600 Millionen Menschen auf der Welt leiden unter Schlaflosigkeit. Da verwundert es nicht, dass Schlafstörungen in Deutschland und Frankreich eine der häufigsten Gründe für einen Arztbesuch sind. Dies auch deshalb, da Schlafmangel Diabetes oder sogar Alzheimer begünstigen kann. Schlaflosigkeit, bleierne Müdigkeit tagsüber, Schlafapnoen oder sogar Narkolepsie nehmen zu. Dies führt zu Millionen Krankschreibungen jährlich und wirtschaftlichen Einbußen in Milliardenhöhe.

Schlaf ist unentbehrlich – und dennoch liegt die durchschnittliche Schlafdauer pro Nacht bei nur knapp sieben Stunden. Das ist bislang einmalig in der Menschheitsgeschichte. Studien zeigten, dass der Mensch eine innere Uhr besitzt, die auf einer sogenannten circadianen (also ungefähr einen Tag langen) Rhythmik beruht.

Mit Schlafmitteln ähnelt der Schlaf eher einer Narkose als einem Schlaf und ist daher keineswegs erholsam.

Schlaf besteht aus mehreren Zyklen

Schlaf besteht aus mehreren Schlafzyklen. Ein Zyklus dauert 90 Minuten und besteht aus 4 Abschnitten: dem Einschlafen, dem leichten Schlaf, dem Tiefschlaf und dem sogenannten REM-Schlaf, in dem wir träumen. 4–6 solcher Phasen durch“laufen“ wir pro Nacht.

Benzodiazepine sind die Hauptwirkstoffe in Schlafmitteln – sie machen jedoch abhängig und dürften bei uns eigentlich nur 4 Wochen verschrieben werden, was in der Praxis oft überschritten wird. Oft werden die Schlafstörungen auch mit dem Schlafhormon Melatonin behandelt.

Wir schlafen heute weniger als früher und haben angeblich auch mehr Schlafprobleme. Dies führt man auf das blaue Licht zurück, das von Bildschirmen inklusive dem Fernsehbildschirm ausgeht. Dies auch deshalb, da unser Schlafhormon Melatonin sehr empfindlich auf blaues Licht reagiert. Es reagiert generell auf Licht, schon bei 1-2 Lux. Das entspricht 1-2 Kerzen im Abstand von einem Meter. Es dauert auch gar nicht lange: 2-5 Minuten und schon reagiert unser Körper auf Licht. Deshalb lautet die Empfehlung auch: Im Bett besser lesen statt surfen!

Bekommt man dauerhaft zu wenig Schlaf, steigt auch das Krebsrisiko. Dies hat man bei Schichtarbeitern und Flugbegleitern beobachtet. Schläft man weniger als 5 Stunden pro Nacht, kann dies auch zu einer

Verkalkung der Herzkranzgefäße führen. Es ist ebenfalls bekannt, dass Ärzte, die sehr lange Schichtarbeit machen, eher Fehler verursachen und sich leichter verletzen. Auch bei Operationen steigt die Gefahr eines Kunstfehlers. Schichtarbeiter haben ein 170 % höheres Risiko auf dem Nachhauseweg einen Unfall zu verursachen.

Hat man keine andere Möglichkeit, als unter diesen Umständen zu arbeiten, hilft nur eine ansonsten gesunde Lebensweise, vor allem die Ernährung ist wichtig.

Schlafentzug wirkt sich auch auf das Körpergewicht aus. Durch Aktivierung der Hormone Ghrelin und Leptin nimmt man mehr Kohlenhydrate und Fett auf – also hoch kalorische Lebensmittel.

Im Grunde gibt es kein System im Körper, das durch Schlafmangel nicht beeinträchtigt wird.

Die Uhr im Gehirn wird durch das Licht synchronisiert, die Uhr der Leber und der Bauchspeicheldrüse, Muskeln etc. hingegen durch die Kalorienzufuhr. Unser Gehirn benötigt von allen Organen im Körper am meisten Glukose, also Traubenzucker. Wenn wir sehr spät abends noch essen, bleibt der Glukosespiegel lange hoch, so dass dem Gehirn gemeldet wird, dass wir wach sind. Damit beeinträchtigt der Blutzuckerspiegel die Schlafqualität. Je später abends wir essen, desto schlechter schlafen wir. Je schlechter wir schlafen, desto hungriger sind wir.

Auch auf den ständigen Bewegungsmangel kann sich unser Körper nur schlecht einstellen. Sport treibt man am besten am späten Nachmittag. Das ist ideal für die Schlafqualität und verbessert den Tiefschlaf.

Ursache für Schlafprobleme sind oft auch Depressionen. Da kann zum Beispiel Achtsamkeitstraining helfen. Achtsamkeitsmeditation bedeutet die Aufmerksamkeit auf den gegenwärtigen Moment zu richten ohne sich von eigenen Gedanken ablenken zu lassen.

Auch physiologische Beschwerden können den Schlaf beeinträchtigen, zum Beispiel Schafapnoe. Dies betrifft die Hälfte der über 40-jährigen. Im Laufe des Schlafs wird aufgrund neuronaler Koordinationsstörungen die Luft angehalten. Dies ist nicht nur bei Herzerkrankungen ein Problem. Bei Frauen tritt dies vor allem nach der Menopause auf. Gefährlich ist es insbesondere dann, wenn man sich hinters Steuer setzt, da Manche dann einschlafen. Dafür wurden bislang spezielle Masken verordnet. Aber: wenn man weiß, dass man die Krankheit hat, ist sie heilbar!

Im Schlaf entscheidet das Gehirn, welche Tagesinformationen gespeichert werden und welche nicht. Damit wird auch Platz für neue Informationen geschaffen. Tatsächlich ist das Gedächtnis besonders anfällig für Schlafmangel.

Die Abfallstoffe oder Ablagerungen heißen ß-Amyloide und auf sie wird die Alzheimerkrankheit zurückgeführt. Unter dieser Krankheit leiden weltweit 38 Millionen Menschen.

Dazu gibt es eine weitere Krankheit: die Narkolepsie. Man schläft einfach eine kurze Zeit unvermittelt ein. Daran ist auch ein Hormon beteiligt: das Hypokretin.

1. Was hilft beim Ein- und Durchschlafen?

Die zahlreichen wissenschaftlichen Erkenntnisse sind wichtig für das Ein- und Durchschlafen. Folgendes hilft:

- Alkohol, Nikotin und Koffein vermeiden. Gerade der Alkohol, der zuerst entspannend wirkt, lässt später schlechter durchschlafen.
- Genau dasselbe gilt für schweres, fettes Essen. Generell sollte man größere Mahlzeiten mindestens vier Stunden vor dem Schlafengehen einnehmen, da die Verdauungsaktivität den Schlaf unruhiger gestaltet.
- Als Hausmittel gilt es, die Füße warm zu halten, heiße oder warme Milch mit Mandelmus bzw. Honig zu trinken und ein Einschlafbad mit Melissen-, Fichtennadel- oder Lavendelzusatz zu nehmen. Die Wirkung der Milchmischung ist sogar biochemisch erklärbar: Die Kohlenhydrate des Honigs bewirken Insulinausscheidung. Dadurch wird das Tryptophan (ein Eiweißbaustein) der Milch aus dem Blut ins Gehirn aufgenommen. Dort entsteht daraus Serotonin mit seiner schlaffördernden und entspannenden Wirkung.

Durchschlafstörungen

Sollten die genannten Möglichkeiten die Durchschlafstörungen nicht beseitigen können, hilft möglicherweise folgendes:

- Nicht nur bei Einschlafschwierigkeiten hilft die Seitenlage. Auch zum Durchschlafen ist sie besser als die Rückenlage.

Magnesiummangel hält wach

- Angeblich ist in jedem achten Fall ein Magnesiummangel schuld an Durchschlafstörungen. Dieser Mangel erklärt neben einem Eisendefizit kribbelige Beine und Füße. Es gibt gute Präparate (zum Beispiel Magnesiumzitrat) in der Apotheke oder im Internet. Da hohe Magnesiummengen auch Durchfall fördern: Vorsicht mit der Dosierung! Am besten man lässt beim Arzt feststellen, ob ein Eisen- oder Magnesiummangel vorliegt.

Pflanzen nicht ins Schlafzimmer

- Pflanzen produzieren bei Lichtzufuhr Sauerstoff, bei Dunkelheit benötigen sie ihn allerdings auch. Das heißt: sie gehören nicht ins Schlafzimmer! Dort verschlechtern sie nachts die Raumluft und können bei empfindlichen Menschen für massive Schlafprobleme sorgen. Vor allem großblättrige Grünpflanzen sollte man nicht im Schlafzimmer aufstellen.

Die Hautcreme sollte nicht duften

- Riecht eine Hautcreme stark, wirken ihre ätherischen Öle über die Nase direkt auf das limbische System im Gehirn. Dort können sie einen Wachreiz auslösen. Besonders bei folgenden Pflanzenwirkstoffen sollte man vorsichtig sein: Bergamotte, Eukalyptus, Rosmarin, Zirbelkiefer oder Zitrone.

Hormone können schuld sein

Bei etwa einem Viertel der Frauen ab 40 sind Hormone schuld an Durchschlafstörungen. So können bereits geringe hormonelle Veränderungen während des Monatszyklus den Schlaf massiv beeinträchtigen. Dies, wenn der Spiegel des Hormons FSH besonders niedrig ist. Das sollte man beim nächsten Frauenarztbesuch klären.

Sauer macht nicht lustig, sondern hält wach
Isst man abends noch stark säurehaltige Nahrung, regt man damit den Kreislauf massiv an, auch der Magen wird belastet – bei sensiblen Menschen ist die Nachtruhe dann dahin. Den schlafstörenden Effekt konnten Ärzte unter anderem für Kiwis, Äpfel und Pampelmusen nachweisen, außerdem für säurehaltige Lebensmittel wie Essiggurken und Essig-Öl-Vinaigrette.

Der Nachmittagsschlaf als Schlafkiller
Auch wenn man nach dem Essen müde wird – durchhalten ist besser für die Nacht. Insbesondere nach 15 Uhr sollte man kein Nickerchen mehr machen, um Durchschlafstörungen zu vermeiden.

Schilddrüsenprobleme können munter machen – auch in der Nacht!
Die Schilddrüse kann zu einer Überfunktion des Stoffwechsels und damit zu Schlafproblemen führen, besonders, wenn man älter wird. Hat man derartige Probleme, sollte man die Drüse untersuchen lassen.

Medikamente können Schlafprobleme verursachen
Für eine gestörte Nachtruhe können auch manche Medikamente sorgen. Auslöser dafür können zum Beispiel Blutdrucksenker, Medikamente gegen Asthma und rezeptfreie Mittel zur Entwässerung sein. Bei Schlafproblemen den Arzt fragen, ob die eingenommene Arznei schuld sein kann.

Helfen die vorgestellten Möglichkeiten nicht, sollte man unbedingt einen Schlafmediziner aufsuchen.

2. Heilpflanzen gegen Schlafprobleme

Pflanzliche Therapeutika sind bei ausreichender Dosierung eine sehr gute Alternative zu synthetischen Schlafmitteln, da sie zu keiner Abhängigkeit führen und nebenwirkungsarm sind. Ein Problem ist, dass sie keine Sofortwirkung zeigen. Erst nach einer zweiwöchigen Einnahme kann man mit einer Verbesserung der Schlafqualität und Tagesbefindlichkeit rechnen. Auch auf eine ausreichende Dosierung sollte man achten.

Folgende Kräuter sind gegen Schlafprobleme gewachsen:

Hopfen (*Strobulus lupulus*)
Hopfen wird zum Bierbrauen verwendet, aber er dient auch medizinischen Zwecken, hauptsächlich als Beruhigungs- oder Schlafmittel.

Dafür verwendet man die Hopfenzapfen und die daraus gewonnenen Drüsenschuppen. Man findet ätherische Öle und Bitterstoffe in ihnen: Humulon und Lupulon aus denen während der Lagerung andere flüchtige Verbindungen entstehen. Letztere werden bei längerer Aufbewahrung in einen speziellen Alkohol umgewandelt, dem man die beruhigende Wirkung der Pflanze zuschreibt.

Hopfen wird meist mit Baldrian oder anderen beruhigend wirkenden Heilkräutern kombiniert. Jedoch sind die beruhigend wirkenden Inhaltsstoffe des Hopfens leicht flüchtig. Daher wird empfohlen die Zapfen mehrere Stunden in lauwarmem Wasser ziehen zu lassen. Den Nachteil kann man in einen Vorteil umwandeln, wenn man Hopfen als Badezusatz verwendet: Dann wird der Wirkstoff zumindest zum Teil über die Atemwege aufgenommen.

Für einen Tee übergießt man 1–2 Teelöffel Hopfenzapfen mit einer Tasse siedendem Wasser und lässt das Ganze 10 – 15 Minuten ziehen. Über den Tag 2–3 Tassen trinken und vor dem Schlafengehen noch einmal eine Tasse frisch zubereiteten Tee zu sich nehmen.

Passionsblumenkraut (*Passiflora incarnata* oder *herba* bzw. *officinalis*)
Bei der Passionsblume handelt es sich um eine Kletterpflanze mit dünnen, grünen, verholzenden Sprossachsen und einzeln stehenden Blüten mit auffallender, violett-weiß gestreifter Nebenkrone. Sie wird bis zu 10 m hoch und ist nahe mit Passiflora edulis (Maracuja) verwandt.
Eine schlaffördernde Wirkung ist bekannt. Nebenwirkungen und Kontraindikationen sowie Wechselwirkungen mit anderen Substanzen kennt man dagegen nicht. Über die Verträglichkeit während der Schwangerschaft gibt es zu wenig Erkenntnisse.

Aus den frischen oder getrockneten Blättern und Stängeln kann man einen Tee zubereiten. Man erhält entsprechende Fertigpräparate davon, zum Beispiel in Reformhäusern, Apotheken und in manchen Bioläden. Dazu kommen viele Kombinationspräparate, teilweise auch als Saft. So werden die Blätter der Passionsblume zum Beispiel mit Baldrian, Johanniskraut, Hopfen, Melisse oder Weißdorn gemischt.

Folgenden Schlaftrunk kann man sich aus der Passionsblume zubereiten: Für eine Tasse Tee einen Teelöffel voll Kraut mit einer Tasse siedendem Wasser übergießen und den Aufguss nach zehn bis 15 Minuten absieben. Davon je eine Tasse zwei- bis dreimal täglich sowie eine Stunde vor dem Zubettgehen trinken.

Baldrian (*Valeriana officinalis* bzw. *radix*: Wurzel)
Dieses Kraut ist fast jedem bekannt. Baldrian ist ein bewährtes Hausmittel gegen Nervosität und zählt zu den ältesten Heilmitteln mit beruhigender Wirkung. Der Extrakt fördert das Ein- und Durchschlafen, macht aber tagsüber nicht müde. Zu seiner Wirksamkeit gibt es auch mehr als ein Dutzend klinischer Studien. Die meisten sind positiv. Ernste Nebenwirkungen kennt man kaum, aber gelegentlich kann es zu einer Art Kater am Morgen nach der Einnahme kommen.

Man bekommt seine Auszüge in Tees, Tinkturen (i. d. R. alkoholhaltig), Kapseln, Tabletten, Dragees, Presssaft, Extrakt und Badezusätzen. Vorsichtshalber sollte man die Gebrauchsanweisung der Zubereitungen genau lesen, denn in geringen Mengen hat Baldrian eine anregende Wirkung.

Melissenblätter (*Melissae officinale* bzw. *folium* für die Blätter)

Auszügen aus den Blättern der Zitronenmelisse wird eine mild beruhigende Wirkung nachgesagt.

Melissenblätter kann man als Teemischung kaufen. Das ätherische Öl wird ebenfalls in Beruhigungsbädern eingesetzt. Man kennt das Kraut auch aus dem Melissengeist. Hier liegt das ätherische Öl in einer hochkonzentrierten alkoholischen Lösung vor (79 Vol%), die vor dem Einnehmen verdünnt werden muss.

Einen Tee (fünf TL Blätter auf eine Tasse) sollte man mehrmals täglich trinken, wenn man seine Nerven beruhigen will.

Lavendelblüten (*Lavandulae flos*)

Lavendelblüten enthalten ein ätherisches Öl mit leicht beruhigenden Eigenschaften. Man setzt sie bei Unruhe in beruhigenden Teemischungen und Badezusätzen ein. Der Wirkstoff entfaltet seine entspannende Wirkung besonders gut, wenn er eingeatmet wird.

Folgenden Schlaftrunk kann man daraus zubereiten: Drei Esslöffel Weißdorn-Frischpflanzensaft (erhältlich z. B. im Reformhaus) in eine große Tasse oder einen Becher Lavendeltee geben. Diese Mischung soll beruhigend und entspannend wirken, sofern man etwas Geduld aufbringt. Trinkt man den Tee regelmäßig, soll er auf Dauer zu einem echten Schlaftrunk werden.

Johanniskraut (*Hypericum*)

Die Pflanzenauszüge des Johanniskrauts lindern zwar eigentlich keine Schlafstörungen. Jedoch hellen sie die Stimmung auf, so dass Personen, die aufgrund depressiver Verstimmungen nicht schlafen können, darin möglicherweise die Lösung ihres Problems finden. Auch Frauen, die während der Wechseljahre unter nervöser Unruhe leiden, können davon profitieren.

Um einen Effekt zu erzielen empfiehlt sich eine kurmäßige Anwendung über mehrere Wochen mit einem standardisierten Fertigpräparat. Vorsichtshalber sollte man den Arzt fragen, wenn man gleichzeitig andere Medikamente einnimmt, damit es nicht zu unerwünschten Wechselwirkungen kommt. Dies zudem Johanniskraut in entsprechend wirksamen Konzentrationen rezeptpflichtig ist.

Standardisierte Teemischungen gegen Schlafstörungen
Es gibt auch standardisierte Teemischungen gegen Schlafstörungen. Dabei bilden wissenschaftliche Erkenntnisse, bzw. bei Heilpflanzen die sogenannten Monographien der Kommission E zur Aufbereitung wissenschaftlichen Erkenntnismaterials (nach § 25 (7) Arzneimittelgesetz (AMG) 76 bzw. der Standardzulassung gemäß § 36 AMG 76) die Basis. Folgende Kombinationen empfehlen Prof. Dr. Schilcher et al. (s. Quellen):

Kombination aus Baldrianwurzel und Hopfenzapfen:
Je 50 g Baldrianwurzel und Hopfenzapfen mischen, davon je 1 TL bis 1 EL mit kochendem Wasser übergießen und 5 – 10 Minuten ziehen lassen, dann absieben. Davon kann man mehrmals täglich 1 Tasse trinken und zusätzlich 30 – 60 Minuten vor dem Schlafengehen 1–2 Tassen.

Kombination aus Baldrianwurzel, Hopfenzapfen und Melissenblättern:
40 g (30 g) Baldrianwurzel mit je 30 g (20 g) Hopfenzapfen und 50 g Melissenblätter mischen. Einen EL davon mit 150 ml kochendem Wasser übergießen, 5-10 Minuten ziehen lassen und absieben. 2-4 Tassen über den Tag verteilt trinken, 2 Tassen 30 bis 60 Minuten vor dem Schlafengehen.

Kombination aus Baldrianwurzel, Hopfenzapfen und Passionsblumenkraut
Man nehme je 30 g Baldrianwurzel und Hopfenzapfen (auch 20 g davon sind in Ordnung) und mische mit 40 oder 50 g Passionsblumenkraut.

Davon je einen EL mit 150 ml kochendem Wasser überbrühen, 5-10 Minuten ziehen lassen und anschließend absieben. 2-4 Tassen über den Tag verteilt trinken, davon 2 Tassen 30 bis 60 Minuten vor dem Schlafengehen.

V. Die Pflanzenheilkunde

Bei Asthma gibt es leider nur wenige Heilpflanzen, die helfen können. Zu den wirkungsvollsten Heilkräutern zählt Thymian. Er wirkt schleimlösend und entspannend auf die Bronchialmuskulatur. Man kann ihn unter anderem zur Inhalation verwenden. Für kleine Kinder nutzt man besser einen Tee mit Quendel. Dieser ist milder als Thymian.

Auch der Spitzwegerich kann helfen, da er schleimlösend, entzündungshemmend und reizmildernd wirkt.

Die Heilkräuter Isländisch Moos, Fenchel und Spitzwegerich wirken schleimlösend und erleichtern auf diese Weise das Atmen.

Vorsicht! Ätherische Öle wie Pfefferminzöl, Eukalyptusöl oder Menthol sind zwar bewährte Hausmittel bei Husten und Schnupfen, sind jedoch für Asthmatiker schwierig! Ihre Wirkstoffe können die Schleimhaut reizen und Atemnot auslösen. Dennoch hilft Eukalyptus oft, die oberen Atemwege freizubekommen. Also mit Vorsicht genießen!

Es wird auch weltweit geforscht: So untersucht man in China die Substanz Paeoniflorin. Dabei handelt es sich um einen Inhaltsstoff der Chinesischen Pfingstrose, auch Milchweiße Pfingstrose genannt (*Paeonia lactiflora*). Man hofft, bestimmte Prozesse, die das Wachstum der glatten Muskulatur der Atemwege steuern, damit günstig zu beeinflussen.

In Indien ist man schon etwas weiter: Wurden Versuchspersonen mit einer Zubereitung aus indischem Weihrauch und bengalischer Quitte behandelt, fühlten sich die Teilnehmer bereits nach 14 Tagen besser und die Asthmasymptome gingen zurück. Nach 56 Behandlungstagen zeigte sich im Blut der Teilnehmer eine Veränderung der Entzündungsvorgänge.

Man bekommt diese und die folgenden Heilpflanzen in unterschiedlichen Zubereitungen, zum Beispiel als Hustensirup, Frischpflanzensaft, Tee oder Fertigarzneimittel in der Apotheke oder Drogerie. Auch die folgenden sind wichtig:

1. Heilpflanzen, die bewiesenermaßen helfen

Pestwurz (*Petasitides hybridus*)

Der Pestwurzelstock wirkt krampflösend, schmerzstillend und entzündungshemmend. Die Wurzel hilft als Extrakt bewiesenermaßen auch bei Heuschnupfen. Histamin und Serotonin werden weniger ausgeschieden. Die Blätter der Pestwurz helfen bei Asthma.

Da keine Studien zu diesem Personenkreis vorliegen, wird Schwangeren und Stillenden von der Anwendung abgeraten. Das gilt vorsichtshalber auch bei vorbestehender Leberschädigung.

Die Einnahmemenge
Tagesdosis: 4,5 – 7g der Wurzel oder des Krauts als Extrakt – nicht länger als 4–6 Wochen im Jahr. Diese Einschränkung der Einnahmedauer gilt nicht für pyrrolidizinfreie Extrakte (muss ausgewiesen sein). Der Wirkstoff ist gelöst zum Beispiel in Alkohol als Fertigarzneimittel oder auch als Tabletten erhältlich.

Die Studie dazu
Die antientzündliche Wirkung erkannte man im Rahmen einer Studie mit 80 Patienten von ca. 4-monatiger Dauer. Dadurch ging die Anzahl und der Schwere-Grad von Asthma-Anfällen zurück. Auch eine kontinuierliche Verbesserung der Lungenwerte wurde beobachtet. Die Betroffenen konnten auch die Einnahmehäufigkeit ihrer Standardmedikamente reduzieren.

Die Süßholzwurzel (*Liquiritiae radix*)

Die Süßholzwurzel stimuliert die Bildung von dünnflüssigem Schleim und fördert dadurch die Schleimentfernung aus den oberen Luftwegen. Sie gehört zu den krampflösenden Arzneimitteln und löst auch Verkrampfungen der Bronchien. Zusätzlich wirkt sie entzündungshemmend, antiallergisch, antiviral (Herpes-simplex-Virus Typ 1), antioxidativ und schleimhautschützend.

Isst man zu viel davon (täglich mehr als 500 mg von dem Inhaltsstoff Glycyrrhizin) kann der Blutdruck steigen. Kaliumverluste können durch andere Arzneimittel verstärkt werden. Deshalb seinen Arzt fragen, wenn man Herzmedikamente einnimmt.

Die Einnahmemenge

Man nimmt täglich 5–15 g des Heilkrauts, entsprechend 200 - 600 mg Glycyrrhizin ein. Die Süßholzwurzel gibt es als klein geschnittenes Heilkraut, Pulver, Trockenextrakt für Aufgüsse, Abkochungen oder diverse flüssige und feste Formen zum Einnehmen. Ohne ärztliche Kontrolle nicht länger als 4–6 Wochen einnehmen.

Gummiharz des indischen Weihrauchs (*Boswellia carterii*)

Das aus dem Stamm des Weihrauchbaumes gewonnene Harz enthält entzündungshemmende Substanzen.

Worum handelt es sich bei Weihrauch genauer?

Es werden verschiedene Weihrauch-Arten angeboten. Zumeist stammt der Weihrauch von kleinen, gedrungenen Bäumen, die buschähnlich wachsen. Die Herkunftsorte sind unterschiedlich:

- der afrikanische Weihrauch (*Boswellia carterii*): aus Südarabien oder Afrika,
- der indische Weihrauch (*Boswellia serrata*): vorwiegend aus Ostindien.

Wird der Stamm des Baums verletzt, tritt eine klebrige Flüssigkeit aus. Diese trocknet nach einigen Tagen zu einem festen Gummiharz. Dieses Harz wird abgeschabt, gesammelt und als Trockenextrakt verwendet.

Die Wirkstoffe des Weihrauchs

Das Gummiharz des Weihrauchs enthält zum erheblichen Teil ätherische Öle (bis zu 10 %). Dann gibt es als Hauptwirkstoffe die verschiedenen Boswelliasäuren wie die Alpha- und Beta-Boswelliasäure. Sie können, abhängig von Extrakt und Dosierung, die Entstehung von Entzündungsreaktionen im Körper beeinflussen.

Zu beachten ist, dass die Wirkung des Weihrauchs erst nach ca. 4 Wochen einsetzt. Daher muss man etwas Geduld mitbringen.

Weihrauch und Asthma bronchiale

Eine der Ursachen von Asthma ist eine chronische, entzündliche Neigung. Von Weihrauch bzw. der Boswelliasäure erhofft man sich weniger Nebenwirkungen als von den immununterdrückenden Kortikosteroiden, also Cortison.

Bei einer Dosierung von 300 mg Extrakt aus dem Harz für 6 Wochen zeigten 70 % der Patienten eine Besserung ihrer Symptome. Dazu gehören die Anfallshäufigkeit, Atemgeräusche und Atemnot. Dagegen fand man bei der Placebogruppe bei nur weniger als 27 % eine Besserung. Geprüft wurde dabei das Mittel mit Weihrauch (500 mg Spezialextrakt mit Boswelliasäure) auch als eine Kombinationstherapie mit Standard-Medikamenten. Erreicht wurde eine Erleichterung der Beschwerden, eine Heilung ist leider bislang nicht möglich. Vorteilhaft ist auch die gute Verträglichkeit der Weihrauchpräparate.

Die Nebenwirkungen scheinen verglichen mit konventionellen Medikamenten gering zu sein. Bei Schwangerschaft und während der Stillzeit sollte man Weihrauch besser nicht einnehmen, da keine Daten vorliegen. Dasselbe gilt für die Behandlung von Kindern.

Weihrauch-Produkte werden in Form von Kapseln oder Tabletten als Entzündungshemmer eingenommen. Dabei handelt es sich um Nahrungsergänzungsmittel. In Deutschland gibt es keine zugelassenen Medikamente (mehr). Es gibt aber inzwischen Nahrungsergänzungsmittel mit hohen Konzentrationen an Boswelliasäuren. Beim Kauf sollte man darauf achten, wie viel Prozent Gesamtsäuren der Hersteller angibt.

Die meisten klinischen Studien wurden mit dem indischen Weihrauch durchgeführt. In Deutschland hergestellte Präparate zieht man besser vor.

Schwarzkümmel

In einer klinischen Studie wurde gezeigt, dass der Echte Schwarzkümmel allergisches Asthma lindert. Untersucht wurden 152 Patienten. Sie erhielten täglich 40–80 mg Schwarzkümmelöl (in Kapseln) pro kg Körpergewicht. Das Befinden der Patienten verbesserte sich. Man fand heraus, dass der Aktivstoff **Nigellon** im Echten Schwarzkümmel asthmatische Beschwerden abmildert. Diese Substanz verhindert, dass spezielle Blutzellen, die Plasmazellen, Histamin ausscheiden. Auch ein weiterer Stoff des Echten Schwarzkümmels mit dem Namen **Thymoquinon** lindert asthmatische Beschwerden. Er wirkt entzündungshemmend auf die Leukotriene, die 10000-mal schädlicher sind als Histamin. Sie verengen die Atemwege noch heftiger als Histamin. Dank der beiden Stoffe kommt es zu einer Entzündungsreduktion. Generell hat der Echte Schwarzkümmel eine entzündungshemmende Wirkung auf die Atemwege.

2. Heilpflanzen aus dem Regenwald

Der Regenwald ist für unser Klima unentbehrlich. Aber das ist nicht der einzige Grund, warum sein Erhalt so wichtig ist: Man findet zahlreiche Heilpflanzen in ihm, die nicht nur bei Asthma helfen und die ein engagierter Tscheche in ihrem Ursprungsland kultiviert, so dass man den Regenwald dafür nicht betreten muss. Die folgenden und weitere Heilpflanzen finden Sie in meinem Buch (Dr. Andrea Flemmer: Apotheke Regenwald, naturaviva Verlags GmbH, s. Anhang, Quellen):

Chancapiedra (*Phyllanthus niruri*)

Der Name Chancapiedra bedeutet „Steinbrecher“. Die krautige Pflanze gehört zur Familie der Wolfsmilchgewächse und erreicht eine Wuchshöhe von 30 – 40 cm. Sie hat kleine Blätter und weiße Blüten. Man findet sie im Regenwald Amazoniens und anderen tropischen Gebieten inclusive den Bahamas, Südindien und China.

Verwendet wird ihr ganzer oberirdischer Teil mit Stängel, Blättern und Blüten.

Medizinische Wirkungen:
In Indien verwendet man die Pflanze unter anderem bei Asthma und Bronchitis. Generell hat man den Eindruck, dass die Krankheit, gegen die sie nicht wirkt, erst erfunden werden muss. Nicht zuletzt deshalb wurde sehr viel an ihr geforscht, um ihre wirksamen Stoffe zu finden. Indische und brasilianische Forschungsgruppen waren unter den ersten, da deren einheimische Bevölkerung sie jahrhundertelang nutzte.

Durch seine zahlreichen Wirkungen erlangte das Kraut aus dem Regenwald Weltruhm. Das Bedeutende daran ist, dass bislang keine Nebenwirkungen auftraten und es nicht gesundheitsschädlich ist.

Traditionelles Rezept:
Bei Oro verde GmbH (s. http://oroverde.cz/stranka/chanca-piedra-heilkrauter-1/) findet man sogar ein gängiges Rezept für den Aufguss: ca. 5 g des Naturheilmittels in kaltem Wasser aufweichen, dann ca. 10 Min. kochen, stehen lassen und 1 Tasse 2–3-mal täglich zu sich nehmen.

Chuchuhuasa (*Maytenus macrocarpa*) – ein riesiger Regenwaldbaum gegen Asthma

Chuchuhuasa ist ein großer kronenartiger Baum im Regenwald Amazoniens, der bis zu 30 m hoch wird. Die Blätter sind 10 bis 30 cm lang und die Blüten sind weiß. Die Rinde ist äußerst hart, schwer und hat eine braunrote Farbe.

Eingesetzt werden Rinde, Blätter und Wurzeln.

Medizinische Wirkungen:
Spezielle Substanzen wurden isoliert, von denen man glaubt, dass sie für die Wirksamkeit bei Arthritis und Rheuma verantwortlich sind. Aber man fand auch heraus, dass diese Alkaloide die Bildung eines speziellen Enzyms (s. Anhang, Lexikon) im Körper hemmen. Es ist an einer ganzen

Reihe krankhafter Prozesse beteiligt (incl. Arthritis, Asthma, Gehirntumor, Krebs, Herz- und Gefäßerkrankungen).

Als Nebenwirkung all dieser Wirkstoffe hat man bislang nur eine Allergie bei empfindlichen Personen entdeckt.

Oro verde GmbH bietet die Pflanze an (http://oroverde.cz/stranka/chuchuhuasa-heilkrauter/).

Kontraindikationen:
Keine bekannt.

Nebenwirkungen:
Keine bekannt. Inhaltsstoffe können bei besonders empfindlichen Personen eine allergische Reaktion auslösen!

Traditionelles ethnomedizinisches Rezept:
1–2 Tassen täglich vom Standardabsud der Rinde im Verhältnis 5 : 1000, oder 3–6 ml von der Standardtinktur 2–3-mal täglich.

Manayupa (*Desmodium adscendens*)

Manayupa wird höchstens 50 cm hoch und entsprechend ihrer systematischen Einteilung als Hülsenfrucht bildet sie 30 cm lange Bohnen. Man nutzt die oberirdischen Teile, Stängel mit Blättern und Blüten, in Einzelfällen auch die Wurzel. Sie kommt in Amazonien vor, jedoch sind auch Funde aus Ghana bekannt.

Medizinische Wirkungen:
In Ghana benutzt man den Absud der Blätter gegen Bronchialasthma. Die Ergebnisse sind dabei derart positiv, dass Forscher anfingen, sich für die Wirkungen dieser Pflanze zu interessieren.

Aus diversen Studien ergab sich, dass Wasser- und Alkoholauszüge tatsächlich wirksame, verwendbare, antiasthmatische Wirksubstanzen enthalten. Dazu kommt, dass die Pflanze in Form von Kapseln oder Tee einfach einzunehmen ist und die Untersuchungsergebnisse eine hohe

Wirksamkeit zeigten. Nicht zuletzt gibt es bislang keinen Hinweis auf Nebenwirkungen und Kontraindikationen.
Das getrocknete, gemahlene Kraut der Pflanze bietet Oro verde GmbH (http://oroverde.cz/stranka/manayupa-heilkrauter/) an.

Traditionelles ethnomedizinisches Rezept:
Aufguss im Verhältnis 5 : 1000, d. h. 5 g pro 1 l Wasser, mit heißem Wasser übergießen, 10–15 Minuten stehen lassen, nachfolgend abseihen und im Laufe des Tages 3 × 300 ml trinken.

3. Die traditionelle chinesische Medizin

In der asiatischen Heilkunde sieht man Asthma meistens als eine Erkrankung an, bei der nicht genügend „Abwehrenergie“ (sogenanntes Abwehr-Qi oder chinesisch „*wei qi*“) entwickelt ist. Damit kann sich der Körper nicht oder nicht ausreichend gegen von außen kommende Krankheitsfaktoren schützen wie beispielsweise Wind, Hitze oder Kälte. Die entsprechende Abwehrenergie wird nach asiatischem Verständnis von den Nieren erzeugt und von der Lunge im Körper verteilt. Damit hängen die Funktionskreise Niere und Lunge mit Asthma zusammen.

Auch die Traditionelle Chinesische Medizin kann Erfolge bei Asthma vorweisen. Die TCM geht davon aus, dass wie bei allen Erkrankungen, so auch beim Asthma, ein Ungleichgewicht zwischen den verschiedenen Funktionen des Organismus vorliegt und diese müssen wieder in ihr natürliches Gleichgewicht gebracht werden.

Zu Beginn erfolgt eine einmonatige Basistherapie, die die Beschwerden in der Regel bereits bessern kann. Hier werden Kräuterpräparate verwendet, die nach klassischen chinesischen Rezepturen zubereitet werden. Hierzu gehört als wärmende Heilpflanzen Ingwer (s. Teil VI Kapitel 1) und das bereits geschilderte Süßholz sowie die Samen von bestimmten Wegerich-, Rettich- und Kressearten, die die Heilpraktiker, die nach den Richtlinien der TCM arbeiten, kennen.

Akupunktur

Tatsächlich kann Akupunktur die akuten und langfristigen Symptome von Asthma verringern. Damit kann man helfen, die blockierte Atemmuskulatur zu lockern und die eingeengten Bronchien auf natürlichem Weg zu öffnen. Dies gelingt, indem die Entspannungswirkung des parasympathischen Nervensystems gefördert wird (siehe dazu Teil VI Kapitel 8 Laserakupunktur für Kinder).

Bei Kleinkindern unter drei Jahren kommt auch Akupressur in Frage. Dafür lernen die Eltern die Griffe in einer entsprechenden Praxis und machen sie zu Hause nach. Sind die Kinder über drei Jahren alt, können auch sanfte Formen der Akupunktur eingesetzt werden. Nutzt man zusätzlich eine Ernährungsumstellung, kann man das Asthma – zumindest bei Kindern – in der Regel stark lindern oder sogar kurieren.

Heilkräutertee nach der TCM

Das Zentrum für Gesundheit, Luzern (Näheres s. Quellen: Rehberg) empfiehlt folgenden Heilkräutertee à la TCM:

- 15 g Yu Xinag Cao (Houttuynia-Kraut)
- 3 g Jie Geng (Ballonblumenwurzel)
- 1,5 g Mu Hu Die (Holzschmetterlingsamen)
- 3 g Qisn Hu (Haarstrangwurzel)
- 1,5 g Gan Cao (Ural-Süßholzwurzel)

Die Dosierung ist für den Anfang gedacht und kann gesteigert werden. Die gesamte Mischung, die für drei Tage gedacht ist, wird 10 Minuten in 1,5 l Wasser aufgekocht (ohne Deckel). Anschließend 15 Minuten sanft köcheln lassen. Während diesem Zeitraum 100 bis 200 ml kaltes Wasser hinzugeben, Getränk vom Herd nehmen, absieben und auf Trinktemperatur abkühlen lassen. Einen Viertelliter in kleinen Schlucken trinken. Aufbewahren im Kühlschrank und kurz vor dem Trinken erwärmen.

Die Zutaten kann man in der Apotheke oder zuverlässigen Online-Händlern in Bio-Qualität oder zumindest pestizidfrei kaufen.

Wenn Sie mehr zur chinesischen Medizin und Asthma wissen wollen, so finden Sie dies im Internet unter: www.agtcm.de/aus-weiterbildung/tcm-fachartikel/allergien-asthma/allergisches-asthma-aus-chinesischer-sicht-das-syndrom-muster-gemaess-tcm.htm.

4. Weitere Heilpflanzen und Lebensmittel, die bei Asthma helfen

TCM-Therapeuten empfehlen, dass Asthma-Patienten bestimmte Nahrungs- und Genussmittel meiden. Das betrifft vor allem Zucker-Eiweiß-Verbindungen, wie sie in zahlreichen Fertigprodukten vorkommen, dann zum Beispiel in Schokolade, Riegeln, zuckerhaltigen Jogurts und Milchdrinks.

Ähnlich klingen Ayurveda-Ärzte. Zumindest sollten Asthma-Kinder alle Lebensmittel und Getränke meiden, die im Körper Schleim erzeugen. Das sind vor allem Milchprodukte.

Allerdings müssen Kinder nicht vollständig auf Milch, Käse und Jogurt verzichten. Wichtig ist jedoch, dass sie die Milchprodukte nicht kalt zu sich nehmen. Am besten reichert man die Milch mit wärmenden, verdauungsfördernden Gewürzen (mit je einer Prise Kardamom, Ingwer, Kurkuma oder Bio-Bourbonvanille) an und mischt etwas Wasser mit ein.

Ginseng

Die Ginsengwurzel ist seit mehr als 2000 Jahren ein wichtiges Heilmittel der traditionellen asiatischen Medizin. Die Wurzel wirkt nicht direkt gegen Krankheiten, sondern mobilisiert die Selbstheilungskräfte. So gehen bei Asthma- sowie Heuschnupfen die Symptome zurück. Es hilft, dass auch die Glückshormon-Produktion durch sie angeregt wird. Darüber hinaus wirkt sie bakterien- und virentötend.

Die wertvollen Inhaltsstoffe – die Ginsenoside – gehören zu den sekundären Pflanzenstoffen. Man findet sie vor allem in den kleinen Neben- und Haarwurzeln. Den wirksamen Extrakt stellt man aus gewaschenen und anschließend getrockneten Ginsengwurzeln her, da frischer Ginseng innerhalb weniger Tage schimmelt.

Voraussetzung für die Wirkung ist eine Mindestkonzentration: 1,5 % Ginsenoide, die vor allem in Kapseln angeboten werden. Tinkturen, Tees, Shampoos und Kosmetikprodukte, die diese Konzentration nicht enthalten, sind eher Wellnessprodukte.

Dennoch sollte man nicht mehr als ein bis zwei Gramm Extrakt täglich einnehmen, da ansonsten mit Bluthochdruck, Schlaflosigkeit oder Durchfällen zu rechnen ist.

Auch die Dauer der Einnahme sollte auf drei Monate beschränkt sein. Generell wird davon abgeraten, wenn man unter Bluthochdruck und Diabetes leidet – dann besser vorher den Arzt fragen. Ganz davon abzuraten ist, wenn man Blutverdünner einnehmen muss, denn Ginsenoide verändern die Blutgerinnung.

Carina Rehberg (s. Anhang, Quellen) vom Zentrum für Gesundheit empfiehlt die folgende Teekräutermischung gegen Asthma: „Sie verflüssigen den Schleim in den Atemwegen, verbessern die Durchblutung und - was bei Asthma besonders wichtig ist – sie wirken entkrampfend und beruhigend." Dafür gibt es auch europäische Heilkräuter. Für einen akuten Anfall sind Heilkräuter zwar nicht geeignet, aber sie können helfen, dass es gar nicht dazu kommt. Dennoch sollten Sie die Anwendung der Heilkräuter vorher mit Ihrem Arzt besprechen, auch um Wechselwirkungen mit Ihren Medikamenten – falls Sie welche einnehmen – zu verhindern.

Eukalyptus

Da andere von Eukalyptus abraten (s. Teil VI, Atemnot vorbeugen) ist es hier besonders wichtig den Arzt dazu zu fragen. Frau Rehberg hält den Inhaltsstoff Cineol für sehr wichtig. Er wirkt krampflösend, schleimverflüssigend und hustenreizlindernd. Er soll bei Asthma sogar so gut wirken, dass Patienten in Studien die Cortisondosis um über 30 % verringern konnten, wenn sie Kapseln damit einnahmen.

Andere Betroffene nutzen Eukalyptus als Aufguss in der Sauna und bekommen damit zumindest die oberen Atemwege komplett frei.

Thymian

Wie bereits erwähnt (s. Teil V) wirkt Thymian sehr gut bei Atemwegserkrankungen. Da das Gewürz auch die Bronchialmuskulatur entkrampft und beruhigt, den Schleim verflüssigt und löst, sowie gleichzeitig entzündungshemmend wirkt, ist es das Heilkraut der Wahl. Man kann es als Tee, Saft, in Tropfenform sowie als Tablette einnehmen (siehe auch folgendes Rezept).

Efeublätter

Die Wirk- und Heilstoffe aus den Efeublättern helfen bei krampfartigen und entzündlichen Atemwegserkrankungen, so auch gegen Asthma. Die Blätter lösen zähen Schleim, unterstützen das Abhusten von Schleim und wirken zusätzlich beruhigend und entkrampfend:

Gesundheitstee bei Asthma

Das Zentrum für Gesundheit, Luzern (Näheres s. Quellen: Rehberg) empfiehlt folgenden Heilkräutertee bei Asthma:

- 40 g Efeublätter
- 15 g Meeresträubelblüten
- 5 g Sonnentaukraut
- 40 g Thymiankraut

Für den Tee entnimmt man 10 g der Heilkräutermischung und lässt sie zwei bis drei Minuten in 200 ml Wasser kochen. Anschließend abseihen und abgekühlt langsam in kleinen Schlucken trinken.

VI. Selbsthilfe bei verschiedenen Beschwerden und Ursachen

Asthmaspray und Tabletten helfen besonders sicher und stark. Zusätzlich gibt es sanfte und einfache Hilfen, die die Krankheit lindern können, die die verordnete Therapie unterstützen, die man ohne Rezept erhält und die die Bronchien gegen Asthma stark machen. Dazu gehören folgende:

1. Atemnot vorbeugen

1. Es gibt **Atemtherapiegeräte**, die durch Vibrationen beim Ausatmen den Schleim in den Bronchien lösen und ihn in Richtung Mund abtransportieren.
2. **Kaffee**: Koffein erweitert die Bronchien und verbessert dadurch das Atmen. Auf diese Weise können ein doppelter Espresso oder eine Cola in Stresssituationen helfen.
3. **Kurkuma** (Gelbwurz) – bekannt aus der indischen Küche – kann als Tee, Gewürz oder Tropfen Entzündungen bei Asthma hemmen, zum Beispiel auch, indem es den Gefäßtonus entspannt.
4. **Ingwer** – soll ähnlich wirken wie Kurkuma. Selbst zubereitetes Ingwerwasser (frische Ingwerstücke mit heißem Wasser übergießen und ziehen lassen) über den Tag verteilt trinken. Dies kann nicht nur vor Entzündungen schützen, sondern soll auch die Abwehrkräfte stärken.
5. **Omega-3-Fettsäuren**, die aus ihrer natürlichen Quelle – also den Fischen – stammen, können Entzündungen, wie sie bei Asthma typisch sind, teilweise vorbeugen. Jedoch dienen pflanzliche Öle sehr gut als Ersatz, zum Beispiel Lein-, Raps- und Sojaöl.

6. Übrigens: Auch **Knoblauch** hilft bei Asthma und Schleim auf den Bronchien.

2. Die Sonne, Berge, Salz und das Meer

Für Asthmatiker ist das Meer der Urlaubsort schlechthin. Wichtig ist es auch, möglichst nahe am Meer zu wohnen. Die mit Salz angereicherte Luft, die man möglichst über längere Zeit einatmen sollte, hilft, die Lunge frei zu bekommen.

Möglichst lange Spaziergänge am Meer und die zugehörige feuchte salzhaltige Luft sind ein Segen für die Bronchien. Das stärkt den Kreislauf und wirkt wieder positiv auf die Lunge. Dann fällt das Atmen leichter und man benötigt keine Medikamente oder man kann sie zumindest reduzieren.

Hält man sich in der Brandungszone am Meer auf, etwa bei einem Spaziergang direkt am Meer, atmet man das maritime Aerosol ein. Dieses enthält Salzwassertröpfchen, die sich je nach Größe im Nasen-Rachenraum anreichern oder bis in die Lungenbläschen vordringen. Der Salzgehalt der Luft ist dann am höchsten, wenn man direkt in der Brandungszone steht. Bereits 15 Meter weiter auf dem Strand ist die Salzkonzentration nur noch halb so hoch.

Durch das Salzgemisch in der Luft löst sich Schleim aus den Atemwegen und lässt tiefer Luft holen. Das lindert die Beschwerden nicht nur bei Asthma, sondern auch bei einer chronischen Bronchitis oder Nasennebenhöhlenentzündung. Auch bei Gesunden ist nach dem Aufenthalt am Meer die Lunge freier und die Atmung leichter. Dazu kommt, dass die Luft am Meer arm an Pollen und Schadstoffen ist, was den Effekt zusätzlich verstärkt.

Auch die Sonne hilft, denn die UV-Strahlung fördert die Ausschüttung von körpereigenem Kortisol, das – völlig natürlich – Entzündungen eindämmt. Vorsichtig muss man dennoch mit der UV-Strahlung sein, denn an der See ist die Gefahr, einen Sonnenbrand zu erleiden, besonders groß. Dem kann man mit entsprechender Kleidung und Sonnencreme vorbeugen.

Ist das Meeresklima immer gesund für Asthmatiker?
Es gibt Asthma-Patienten, denen ein Aufenthalt am Meer so gut bekommt, dass sie auch zu Hause noch mehrere Monate danach deutlich weniger Probleme mit der Krankheit haben. Leider gilt das nicht für alle. Hat man überempfindliche Bronchien, kann die kalte Meeresluft Probleme bereiten. Am besten sprechen Sie vorab mit Ihrem Arzt. Möglicherweise können Sie auch eine Kur in einer entsprechenden Einrichtung wahrnehmen. Dann haben Sie die gute Luft und werden vor Ort medizinisch betreut.

Was man auch wissen sollte, ist, dass der Salzgehalt des Wassers von Meer zu Meer unterschiedlich ist. Binnenmeere enthalten beispielsweise weniger Salz als offene Meere. Das erklärt, warum die Nordsee deutlich mehr Salz aufweist als die Ostsee. Deshalb herrscht an der Nordsee aber auch ein intensiveres Reizklima als an der Ostsee. Möglicherweise verträgt man einen geringeren Salzgehalt besser. Wenn es sehr warm ist, hat man möglicherweise auch nicht so viel Lust auf Spaziergänge. Da gerade das wichtig ist, sind Florida oder das Mittelmeer unter Umständen nicht so gut. Das muss man leider selbst testen, eine Vorhersage ist schwierig.

Damit Sie vom Reizklima profitieren, sollten Sie auch länger dort bleiben – am besten drei bis vier Wochen. Das kann die Atembeschwerden für mehrere Monate anhaltend bessern.

Vorsichtig sein muss man jedoch, wenn man gegen Hausstaubmilben allergisch ist. Die Tierchen lassen sich durch Meeresklima leider nicht einschränken. Vorsichtshalber sollten allergische Asthmatiker nach Möglichkeit in allergikerfreundlichen Hotels übernachten.

Im Gebirge hat man derartige Probleme in der Regel nicht, da die Luftfeuchtigkeit regelmäßig unter 50 % liegt. Dies liegt den Milben nicht. Ab 1500 Metern Höhe findet man in unseren Breiten keine Milben mehr, da mit zunehmender Höhe Temperatur, Luftfeuchtigkeit und Taupunkt abnehmen. Zudem ist dort auch die Belastung mit Schimmelsporen geringer als an der Küste. Vorsichtig sein muss man insofern, dass in den Bergen die Pollenmenge regional und saisonal schwanken kann. Aus diesem Grund ist das Mittelgebirge vor allem im Frühling und im Sommer aufgrund der Pollen- und Pilzallergene, die in Wald und Wiesen gebildet werden, für Asthmatiker mit Pollenallergien ungeeignet. Zusätzlich muss man im Hochgebirge auch auf die erhöhte UV-Strahlung, die kühlen Winde sowie den geringeren Sauerstoffgehalt der Luft achten.

Alternative zum Meer ohne Sonnenbrand – die Gradierwerke

Ist der Urlaub vorbei und wohnt man nicht am Meer, gibt es auch noch andere Möglichkeiten. So gibt es Thermen oder Saunalandschaften mit Sole-Verneblung und möglichst einem Gradierwerk (auch ***Leckwerk***): Bei letzterem handelt es sich um eine Anlage zur Salzgewinnung. Normalerweise besteht dieses Werk aus einem Holzgerüst, das mit Reisigbündeln (vorwiegend Schwarzdorn) verfüllt ist. „*Gradieren*" bedeutet „einen Stoff in einem Medium konzentrieren". Dabei wird der Salzgehalt im Wasser erhöht, indem Sole (wässrige Lösung von Salzen mit mindestens 14 g gelöster Stoffe pro Liter Wasser) durch das Reisig hindurchgeleitet wird. Ursprünglich bezeichnete der Ausdruck nur die Kochsalz-Lösungen, aus denen aus natürlichen Solequellen in Salinen, Gradierwerken, Salzbergwerken oder am Meer Salz gewonnen wurde. Trifft ein Soletropfen auf Zweige, wird der Tropfen immer feiner. Infolge des Einflusses von Sonne und trockener Luft verdunstet immer mehr Wasser und die Solekonzentration erhöht sich in jedem Wassertropfen.

Am Ende werden die Tropfen sehr fein, so dass sich ein feiner Solenebel bildet. Das sorgt dafür, dass in unmittelbarer Nähe der Salinen ein ähnliches Klima herrscht wie an der Nordsee. Geht man dort entlang, atmet man die gute, angereicherte Luft ein. Sie atmen salzhaltige Luft, mit der die Atemwege befeuchtet und die Wandungen der Bronchien positiv beeinflusst werden. Dazu kommt, dass die feinen Salzkristalle eine sekretlösende Wirkung aufweisen, dadurch die Atemwege intensiv von Bakterien gereinigt werden und die Schleimhäute abschwellen. Deshalb empfehlen viele Ärzte und Heilpraktiker einen längeren Aufenthalt an der See oder in Kurorten, die Gradierwerke aufweisen.

Das salzhaltige Wasser verdunstet, wobei sich Verunreinigungen der Sole (z. B. Kalk oder Gips) an den Dornen ablagern; Damit erhöht man die Qualität des erzeugten Salzes. Diese Ablagerungen bilden den graubraunen sogenannten Dornstein.

Viele Gradierwerke sind Bestandteil eines Salzwerks, das aus einem Gradierwerk und einer Saline besteht. Oft werden Gradierwerke nicht korrekt als „Salinen" bezeichnet. Manchmal werden auch Reisiginstallationen in Schwimmbädern Gradierwerk genannt. Sie funktionieren wie sie, sind jedoch deutlich kleiner als Anlagen, die sich in Kurparks befinden.

In einer 40 °C warmen **Solegrotte** herrscht eine fast 100%ige Luftfeuchtigkeit. Dort kann man den Solegehalt in der Luft über eine Sprühvorrichtung selbst bestimmen.

Es gibt auch Miniatur-Gradierwerke, die man in geschlossenen Räumen aufstellen kann. Dort beeinflussen sie die Raumluft positiv. Man findet derartige Einrichtungen z. B. im Kurort Damp an der Ostsee, in der KissSalis Therme in Bad Kissingen sowie im schweizerischen Rheinfelden und im Laguna in Aßlar bei Wetzlar.

Es gibt zahlreiche Anlagen mit Solevernebelung/Gradierwerke in Deutschland, auch in München, Bad Aibling, Bad Endorf, Bad Kreuznach oder Bad Dürrenberg, in Österreich in Wels sowie einige in Polen. Sie finden die Anlagen im Internet unter: „www.sole.com.de/" oder unter „www.gradierwerk-saline.de/" und www.therme-thermen.de/Thermeninfos/gradierwerk-saline.html & www.gradierwerk-saline.de/. Beachten muss man, dass Gradierwerke und Salinen die sich in einem Kurpark befinden nur in wenigen Orten das ganze Jahr über in Betrieb sind. Meist haben sie eine Winterpause bis Ostern.

Auch Salzgrotten gibt mehrere in Deutschland. Ein Aufenthalt von zwei Stunden – möglichst einmal wöchentlich – hilft in der Regel.

3. Gesundes Wohnen ohne Schimmel

Die Wahrscheinlichkeit, an Asthma zu erkranken, liegt um 40 Prozent höher, wenn Menschen in einer von Schimmel befallenen Wohnung leben. In Europa leiden etwa 2,2 Millionen Menschen an Asthma, gerade weil sie in einer belastenden Umgebung wohnen.

Um dieser Krankheitsursache von mangelhafter Bausubstanz zu beseitigen, muss bei anstehenden Sanierungsanstrengungen Wert auf eine fachgerechte Ausführung gelegt werden. Man könnte die Anzahl der Asthmatiker durchaus reduzieren, wenn man bei einer Sanierung die raumklimatischen und bautechnischen Bedingungen verbessern würde. Diese Anzahl der Betroffenen ist auch nicht gerade wenig. Bei einer Modernisierungsrate von zwei Prozent pro Jahr könnten statt 16 Prozent nur noch 8 Prozent der sanierten Gebäude von Feuchteproblemen betroffen sein. Damit könnte die Anzahl der Betroffenen bis zum Jahr 2050 um zirka 25% reduziert werden. Betrachtet man nur das Krankheitsbild Asthma, bedeutete dies einen Rückgang um zirka 550 000 betroffene Personen. Selbstverständlich würde dies das Leid der Menschen reduzieren, aber auch die Kosten im öffentlichen Gesundheitswesen.

Sieht man Schimmelpilzflecken in der Wohnung, so besteht bereits bei einer betroffenen Fläche von 20 Quadratzentimetern dringender Handlungsbedarf.

Da Vorgehensweisen gegen Schimmel reichlich aufwändig sind, können sie hier nicht behandelt werden, aber wie Sie gegen den Schimmel vorgehen können, bzw. wie Sie ihn vermeiden können, finden Sie in meinem Buch: Flemmer: „Die giftfreie Wohnung – Alles, was hilft“ (s. Anhang, Quellen).

4. Sauna & Co: Was hilft?

Regelmäßiges Saunieren soll auch für Gesunde gut sein: Herz und Kreislauf werden angeregt, das Immunsystem wird gestärkt, die Haut wird besser durchblutet. Auch beim Entspannen hilft die Sauna. Saunieren soll auf Dauer sogar den Blutdruck senken – davon geht die Deutsche Hochdruckliga aus. Hat man Asthma, bietet die Sauna den Vorteil, dass sich dort die Atemmuskulatur erwärmt und entspannt. Deshalb fällt das Atmen leichter. Allerdings belastet das Schwitzen in der Sauna den Kreislauf. Selbstverständlich sollte man bei einem akuten Asthmaanfall auf einen Saunabesuch verzichten. Führt Ihr Arzt bei Ihnen eine Hyposensibilisierung durch, sollten Sie an dem Tag, an dem Sie eine Injektion, Tropfen oder Tabletten erhalten haben, nicht in die Sauna gehen. Leiden Sie unter belastungsbedingtem Asthma, sollten Sie nur kurze Saunagänge machen. Bei allergischem Asthma ist möglicherweise der Aufguss ein Problem. Deshalb besser vorher fragen, welche Kräuter verwendet werden. Sollten Sie husten müssen oder eine Atemnot spüren, die Sauna sofort verlassen. Vorsichtshalber sollten Sie ein Notfallset in der Umkleidekabine bereithalten.

Vorsichtshalber zuerst zum Arzt

Wenn Sie Sauna-Einsteiger sind, sollten Sie vorsichtshalber zuerst mit Ihrem Arzt sprechen. Er oder sie kennt Ihren Gesundheitszustand am besten und kann Ihnen wertvolle Hinweise geben. Auch bei einer Schwangerschaft vorab unbedingt mit der Frauenärztin oder dem Frauenarzt sprechen.

Deshalb sollten Saunagänger einige Grundregeln beachten:

Vor dem Saunieren

- ausreichend trinken, mindestens ca. einen halben Liter. Nicht mit vollem Magen oder kalten Füßen in die Sauna gehen.
- duschen und anschließend gründlich abtrocknen, da Feuchtigkeit auf der Haut das Schwitzen verzögert.

Niemals mit einer akuten Entzündung oder einem Infekt in die Sauna gehen! Beides muss abgeheilt sein.

Während des Saunierens

- Beginnt man erst mit dem Saunieren, sollte man anfangs – wenn möglich – nur in Saunen mit einer Temperatur von 45 bis 60 °C

(Vorsicht: dieser Typ Sauna wird oft anders genannt) und höherer Luftfeuchtigkeit gehen. Anfangs besser nur mit drei bis fünf Minuten beginnen. Steigern Sie die Dauer der Saunagänge langsam, auch wenn Sie sie gut vertragen.
- Zu Beginn auf der unteren oder mittleren Bank bleiben.
- Auch beim Sitzen besser die Beine auf die Sitzbank stellen, also Beine und Po auf dieselbe Höhe.
- Möchten Sie liegend saunieren, die letzten zwei Minuten aufrecht hinsetzen, damit der Kreislauf besser in Schwung kommt.
- Es werden 3 Saunagänge empfohlen.

Anschließend
- Ist der Kreislauf gesund, kann man sich nach dem Saunagang lauwarm abduschen, zuerst die Arme und Beine, dann den Körper.
- Sofern möglich, gehen Sie nach dem Duschen etwa zwei Minuten an die frische Luft, um Ihre Atemwege zu kühlen. Dann kräftig und ruhig atmen. Wenn es Ihnen jedoch zu kalt wird, gehen Sie besser zurück ins Warme. Frösteln sollten Sie nicht.
- Nach dem Abkühlen mindestens dieselbe Zeit, die Sie in der Sauna verbracht haben, ruhen.
- Nach dem letzten Saunagang viel Flüssigkeit trinken, jedoch mindestens einen halben Liter.

5. Asthma durch defekte Zähne?

Man bekommt Asthma zwar nicht als Beiwerk zu Karies, aber die Zahngesundheit kann dadurch beeinträchtigt werden. Man muss sehr darauf achten, denn durch die Erkrankung können mehr Zahnfleischblutungen auftreten und die Zahnbeläge können durch die Behandlung ebenfalls mehr werden.

Problematisch ist auch, dass bei Asthma Mundtrockenheit häufig ist, die durch die vermehrte Mundatmung ausgelöst wird. Auch Medikamente wie Inhalatoren können dazu führen, da sie die Speichelproduktion verringern. Ist die Speichelmenge in der Mundflora zu gering, wird sie anfälliger für Bakterien. Dies erhöht das Risiko für Mundgeruch, Karies und Parodontitis.

Diese Probleme kann man reduzieren, indem Betroffene nach dem Benutzen eines Inhalators den Mund mit Wasser ausspülen. Auch das Zähneputzen nach der Benutzung hilft. Zusätzlich sollten Asthmatiker den ganzen Tag über ausreichend Wasser trinken.

Kinder

Bei Kindern, die Asthma haben, ist generell das Karies-Risiko erhöht. Auch sie bekommen schneller einen trockenen Gaumen. Infolgedessen trinken sie viel, unter anderem mehr zuckerhaltige Säfte oder Limonaden, die Karies fördern. Dazu kommen Medikamente, die den Speichelfluss im Mund drosseln. Auch Zahnfleischentzündungen sind bei ihnen häufiger.

Die Lösung: keine gezuckerten Getränke, intensiv auf die Mundhygiene achten und regelmäßig den Zahnarzt das Gebiss überprüfen lassen.

6. Tabletten gegen Milben

Ist man gegen Hausstaubmilben allergisch, kann dies lebenslang zu unangenehmen Beschwerden führen. Dazu gehören eine schwere Atmung, kratziger Husten und ständiges Niesen. Im Laufe der Zeit kann sich daraus Asthma entwickeln.

Aber es gibt eine Therapie: Mit Hilfe von Tabletten (Immuntherapie-Tablette) kann man die Allergie in Zaum halten und sogar das Risiko für Asthma reduzieren. Dies gelang Wissenschaftlern an der Universitätsmedizin Rostock, federführend Prof. Dr. Johann Christian Virchow, Leiter der Abteilung für Pneumologie.

Das Asthma verschlimmert sich nicht mehr so schnell, die Patienten wachen nachts seltener auf und benötigen damit keine Asthma-Notfall-

Medikamente. Auch die Lungenfunktion bleibt länger erhalten. Die Zeit bis zum ersten schweren Asthmaanfall verlängert sich um fast die Hälfte.
Ansprechpartner:
Prof. Dr. Johann Christian Virchow
Abteilung für Pneumologie
Universitätsmedizin Rostock
johann-christian.virchow@med.uni-rostock.de

7. Pilze gegen Heuschnupfen und Asthma

Prof. Lelley beschreibt in seinem Buch (s. Anhang, Quellen) einen 38-jährigen Patienten, der seit seinem 20. Lebensjahr unter Heuschnupfen litt. Dieser wurde immer schlimmer, so dass er im Sommer nicht einmal mehr seinen eigenen Garten betreten konnte. Als er eine Desensibilisierung bei seinem Hautarzt durchführen ließ, verstärkte sich sein Leiden durch Asthma. Prof. Lelley und Kollegen empfahlen ihm die Einnahme von „Ganodermin" (finden Sie im Internet sogar unter dem Rezept von Prof. Lelley) – eine Extraktzubereitung aus dem Glänzenden Lackporling. Die Dosis lag bei 3-mal 2 Kapseln täglich in Kombination mit Lentinulin (Shii-take), in einer Dosierung von 3-mal 1 Kapsel täglich. Daraufhin verschwanden sein Heuschnupfen und Asthma.

8. Laserakupunktur für Kinder

Für Kinder ist die normale Akupunktur mit Nadeln schwierig. Daher hat man untersucht, ob für sie die sogenannte Low-Level-Lasertherapie vorteilhaft ist. Tatsächlich stellte sich heraus, dass damit der Einsatz von Kortikosteroiden (Kortisonverbindungen) reduziert werden kann.

Die Laserakupunktur ist eine Variante der Traditionellen Chinesischen Heilkunst. Dabei werden die Akupunkturpunkte statt mit einer Nadel mit einem Laserlicht stimuliert.

Untersucht wurden 24 asthmatische Kinder zwischen 5 und 16 Jahren, die zusätzlich zu ihrer bisherigen medikamentösen Versorgung entweder mit einer Low-Level-Lasertherapie oder einer Placebo-Lasertherapie behandelt wurden. 3-mal pro Woche erhielten die Kinder insgesamt zwölf Behandlungen an 18 bei Asthma indizierten Akupunkturpunkten. Tatsächlich besserten sich bei **91,7** % der Kinder mit der echten Therapie die Asthmasymptome deutlich und sie benötigten nahezu nur noch ein Viertel der bisherigen Medikamente.

Fazit: Tatsächlich kann die Behandlung asthmatischer Kinder mit Low-Level-Laserakupunktur die Häufigkeit der Anfälle sowie die Symptomausprägung deutlich herabsetzen. Infolgedessen kann man die erforderliche Zufuhr von Kortikosteroiden erniedrigen. Leider gibt es keine Untersuchung dazu, ob man die Laserakupunktur dauerhaft oder ab und zu fortführen muss, um einen dauerhaften Erfolg zu haben. Es bleibt also nichts anderes übrig, als dies selbst zu testen, um herauszufinden, ob einmal wöchentlich auch schon hilft, oder ob dreimal die Woche erforderlich ist.

9. Interessantes aus der Wissenschaft

Im Folgenden können Sie erkennen, dass an Asthma durchaus geforscht wird und manche Erkenntnisse Ihnen das Leben in Kürze sehr erleichtern können.

Asthma und Covid-19

Als die Corona-Pandemie begann, befürchtete man, dass Asthmapatienten einem erhöhten Risiko für eine Infektion ausgesetzt sein könnten und schwerer erkranken. Dies ist jedoch nicht eingetroffen. Ganz im Gegenteil, sogar die Anwendung von inhalativen Kortikosteroiden (ICS) ist bei Asthmapatienten mit SARS-CoV-2-Infektion sicher. Die Kortikosteroide sollen sogar einen gewissen Schutz vor einer SARS-CoV-2-Infektion und die Entwicklung eines schweren Verlaufs bieten. Dies geschieht offensichtlich dadurch, dass sie die Ausbildung bestimmter Enzyme (für Fachleute: Angiotensin-konvertierendes Enzym 2 und die transmembrane Serinprotease) in der Lunge reduzieren. Jedoch scheint die chronische oder wiederkehrende Einnahme von systemischen Kortikosteroiden (also Tabletten oder ähnliche Medikamente) vor einer SARS-CoV-2-Infektion ein Hauptrisikofaktor für schlechtere Erscheinungsbilder und eine geringere Überlebensrate bei Asthmapatienten zu sein. Eine Biologikatherapie bei schwerem, allergischem und sogenanntem eosinophilem Asthma erhöht dagegen nicht das Risiko, sich mit SARS-CoV-2 zu infizieren oder einen schweren COVID-19-Verlauf zu erleiden.

Fazit: Die chronische oder wiederkehrende Anwendung von systemischen Kortikosteroiden vor einer SARS-CoV-2-Infektion scheint ein Hauptrisikofaktor für einen schweren COVID-19-Verlauf bei Asthmatikern zu sein. Dagegen ist eine Therapie mit ICS und Biologika offensichtlich sicher.

Gewitter-Asthma

Es gibt Asthmatiker, die heftige Atemwegsbeschwerden bekommen, wenn ein Gewitter losbricht. Sie entstehen aus der Kombination eines Gewitters mit einer sich auf ihrem Höhepunkt befindlichen Gräserblüte.

Es geschah am 21. November 2016 in Australien: damals zog ein heftiges Gewitter über die australische Metropole Melbourne hinweg. Als Folge davon starben mindestens acht Menschen an einem Asthmaanfall, der durch das Unwetter verursacht worden war. Weitere 8500 Personen mussten im Krankenhaus behandelt werden.

Man kennt dieses Phänomen schon seit längerer Zeit als „Gewitter-Asthma“. Erst nach den Geschehnissen von Melbourne gelang es Forschern, die Ursachen für den „Asthmasturm“ genauer aufzuschlüsseln. Dafür müssen mehrere Faktoren zusammenkommen:

Gefährliche Mischung für Asthmatiker: Gräserpollen, Gewitter und Wind

Die tatsächlichen Auslöser für die gefährlichen Asthmaanfälle waren enorme Mengen an Gräserpollen. Durch Starkwinde während des Gewitters wurden diese pflanzlichen Fortpflanzungsbestandteile aufgewirbelt und mit der Zugrichtung des Unwetters in Richtung Melbourne verfrachtet. Diese geballte Pollenlast traf dort auf mehrere Millionen Menschen, unter denen sich auch Allergiker befanden. Zusätzlich zu den Pollen trug der Wind auch noch weitere Allergene wie Schimmelpilzsporen und Staub nach Melbourne. Die Pollen wurden vom aufkommenden Regen zerkleinert, wodurch noch mehr Allergene frei wurden. Dieser Prozess wurde durch die elektrostatischen Entladungen während des Gewitters gesteigert. Zu allem Unglück bliesen noch nach unten gerichtete Winde die potenziell gefährliche Fracht den Bewohnern Melbournes in die Atemluft. Dies alles löste letztlich bei entsprechend Sensibilisierten die Asthmaanfälle aus.

Patienten auch ohne Asthma betroffen

Von dem Desaster waren dabei auch Menschen betroffen, die nicht unter einem bereits diagnostizierten Asthma litten. Das waren sogar relativ viele: Rund 40 Prozent der im Krankenhaus behandelten Patienten hatten diese Probleme noch nie zuvor. Als Ursache sieht man die geringe Größe der vorwiegend beteiligten Weidelgraspollen an, die besonders tief in die Lunge gelangen können.

Man kann zwar auch in Zukunft nicht vorhersagen, ob ein Gewitter tatsächlich eine Asthmawelle auslöst. Aber inzwischen hat man wichtige Anhaltspunkte, mit der zukünftig die Prognosen verbessert werden können. Bei Gewitter sollten Asthmatiker ihre Krankheitssymptome im Blick behalten, um bei einer Verschlechterung der Beschwerden rasch reagieren zu können. Dies gilt vor allem, wenn man unter einer Pollenallergie leidet. Allerdings wurde bei uns noch nie von derart schlimmen asthmatischen Reaktionen berichtet wie 2016 in Australien.

Fazit: Regen – ohne gleichzeitig auftretendes Gewitter – ist für Asthmatiker in der Regel sehr gut, da er Pollen aus der Luft „wäscht". Dann kann man sogar lange spazieren gehen, ohne dabei leiden zu müssen. Beginnt ein Gewitter, steigt jedoch die Pollenkonzentration kurzzeitig an. Daher sollten Pollenallergiker dann lieber zu Hause bleiben. Gewitter-Asthma beobachtet man bei uns am häufigsten im späten Frühling und im Sommer, wenn hohe Pollenkonzentrationen auftreten. In der Regel betrifft dies vor allem Personen, deren Asthma nicht gut eingestellt ist. Sie sollten dies dringend nachbessern – am besten gemeinsam mit ihrem Arzt.

Asthma und Sodbrennen

Hat man schweres, behandlungsbedürftiges Sodbrennen und Asthma, kann es öfter zu einem Zwerchfelldurchbruch des Magens (Hiatushernie) kommen. Dies könnte mit Asthma und einer größeren Schwere der Refluxkrankheit zusammenhängen. Behandelt man in diesem Fall die Hiatushernie gezielt, konnte man im Rahmen einer Studie nicht nur den Reflux (Magensäure steigt in die Speiseröhre auf) bessern, sondern man erreichte damit auch eine Kontrolle der Asthmasymptome.

Fazit: Sodbrennen immer beim Arzt untersuchen lassen.

Asthma bei Kindern in einer virtuellen Klinik behandeln lassen

Holländische Wissenschaftler untersuchten, ob sich mit einer virtuellen Asthmaklinik die Behandlung von Kindern mit Asthma verbessern lässt. Bei chronischen Erkrankungen wie Asthma muss man – insbesondere bei Kindern – den Krankheitsverlauf immer wieder überprüfen lassen. In der Regel geschieht dies über einen Besuch beim Hausarzt. Diese ständigen Arztbesuche können sehr einschränkend und belastend sein, vor allem für Kinder. Man fand bereits heraus, dass die elektronische Kommunikation, die Bereitstellung von Informationen und die Datenerfassung zur medizinischen Versorgung bei Kindern und Jugendlichen mit Asthma einen zusätzlichen Nutzen zur Standardtherapie bringen kann. Nun wollte man wissen, ob die Teilnahme an diesen Online-Programmen auch Arztbesuche ersetzen kann.

Dafür entwickelte ein niederländisches Forscherteam eine virtuelle Asthmaklinik für Kinder. Diese Online-Plattform konnten registrierte Kinder, deren Eltern und deren Asthma-Team einsehen. Dafür stellte man drei Module bereit: jeweils eines

1. zur Kommunikation und dem Austausch

2. zur Bildung und dem Training
3. hier konnten sich Patienten oder Eltern privat anmelden, den persönlichen Behandlungsplan einsehen und rund um die Uhr mit dem Asthma-Team kommunizieren.

Nur noch halb so oft zum Arzt

Die Forscher wollten nun herausfinden, ob die Teilnahme an der virtuellen Asthmaklinik die Arztbesuche um 50 % reduzieren kann, ohne dass Nachteile bei der Asthma-Kontrolle entstehen. Dafür wurden 210 Kinder mit Asthma im Alter von 6 bis 16 Jahren untersucht und 16 Monate lang begleitet.

Die Untersuchung war erfolgreich!

Tatsächlich war das Ergebnis der Untersuchung, dass die Kinder, die an dem Online-Programm teilnahmen, mehr symptomfreie Tage hatten als diejenigen, die nicht teilnahmen. Und nicht nur das: auch die Kontrolle des Asthmas, welche mit Hilfe eines speziellen Fragebogens (Childhood Asthma Control Test) ermittelt wurde, konnte durch das Online-Programm verbessert werden. Man konnte in vielen Parametern keine Unterschiede zwischen den beiden Patientengruppen mit und ohne Online-Behandlung feststellen, so dem Bezug auf die Lungenfunktion, den Stickstoffgehalt in der Ausatemluft, Asthmaanfälle, außerplanmäßige Arztbesuche, Krankenhauseinweisungen, die tägliche Dosis an inhalativem Kortison oder der Gabe von systemischem Kortison.

Auf diese Weise konnte gezeigt werden, dass ambulante Kontrollbesuche bei Kindern und Jugendlichen mit Asthma teilweise durch die virtuelle Asthmaklinik ersetzt werden können. Trotz der reduzierten Kontrollbesuche ergaben sich keine Nachteile. Nun will man das Programm für die Nutzung mit Smartphones und Tablets optimieren.

Neue Behandlungsmöglichkeit in Sicht: Hemmstoff soll überschießende Lungenschleim-Bildung bremsen

Wie Sie ja bereits lesen konnten, verursacht bei Asthma eine übermäßige Produktion von Schleim in den Atemwegen zum Teil lebensbedrohliche Symptome. Aber Erfreuliches tut sich, denn Wissenschaftler verschiedener Universitäten haben einen Inhibitor entwickelt, der die krankmachende, überschießende Bildung von Lungenschleim verhindern soll. Das Besondere ist auch, dass gleichzeitig die gesunde, für die Erreger-Abwehr wichtige Schleimproduktion der Atemwege, erhalten bleiben soll.

Unsere Lunge ist auf die richtige Dosis Schleim (Mukus) angewiesen: Eine dünne Schleim-Schutzschicht auf unseren Atemwegen fängt Viren, Bakterien oder Fremdpartikel ab und entsorgt diese. Ein Problem bekommt man erst, wenn die Schleimproduktion zu viel wird. Große Mengen des Schleims können die Atemwege verstopfen und die Lungenfunktion beeinträchtigen mit Symptomen von leichtem Husten bis zur lebensgefährlichen Atemnot.

Der lebenswichtige Schleim besteht aus so genannten „Muzinen" (bestimmte Eiweißzucker, aus denen der Schleim hauptsächlich besteht). Diese werden von spezialisierten Zellen in den Atemwegen freigesetzt.

Vielleicht hilft das neue Präparat schon aufgrund seiner Zielsetzung, denn bislang zielen die meisten Medikamente darauf ab, Entzündungen zu reduzieren und die Atemwege zu erweitern, während die Schleimproduktion jedoch außer Acht gelassen wird. Das neue Präparat soll die überschießende, nicht aber die lebenswichtige Basis-Schleimfreisetzung hemmen.

Inzwischen versteht man auch den Mechanismus, der hinter der Schleimproduktion steht: Die bereits erwähnten Muzine werden in kleinen Zellkompartimenten, den sogenannten Vesikeln der Zellen, gespeichert und durch deren Verschmelzung mit der Zellmembran (Hülle rund um die Körperzellen) freigesetzt. Dafür ist ein Zusammenspiel spezialisierter Eiweißarten (fachlich SNAREs, Synaptotagmine), die sich bei der gesunden und der überschießenden Schleim-Freisetzung teils unterscheiden, erforderlich. Dieser Prozess war Ausgangspunkt der Wissenschaftler.

Dabei entdeckte man im Rahmen von experimentellen Vorarbeiten an genetisch veränderten Mäusen, dass Tiere, denen das an der Vesikel-Verschmelzung beteiligte Eiweiß Synaptotagmin-2 fehlt, keine überschießende Schleimbildung in den Atemwegen kennen. Dieses Eiweiß ist auch stark reduziert, wenn die Entzündungsprozesse die allergischen Reaktionen oder Asthma auslösen müssten. Deshalb setzt man an diesem Eiweiß an. Es gelang, das kleine Eiweiß, das Peptid SP9, zu bilden: Dieses Peptid soll nun an Synaptotagmin-2 binden und dessen Wechselwirkung mit SNARE-Eiweißen stören. Die Idee war richtig: Der neue Hemmstoff stoppt tatsächlich die Vesikel-Verschmelzung.

Nun mussten die Wissenschaftler einen Weg finden, SP9 in die schleimabsondernden Zellen des Menschen zu schleusen. Dafür koppelte der deutsche Professor Frick den Hemmstoff SP9 an kleine Eiweiße, die die Zellmembran – also Zellbegrenzung – problemlos durchdringen. Schließlich gelang es Prof. Frick und seinem Ulmer Kollegen Dr. Giorgio Fois, herauszufinden, welche Eiweißstücke in die schleimbildenden Zellen aufgenommen werden und welche nicht. Man fand, dass ein Komplex aus SP9 und Penetratin, SP9-PEN, in die Zellen eintritt und die überschießende Schleimbildung hemmt, die für Erkrankungen wie Asthma typisch ist. Tatsächlich gelang es, die Bildung der gesundheitsfördernden Mukus-Schutzschicht nicht zu verhindern.

Es gelang schließlich, einen Hemmstoff in Form eines Asthmasprays herzustellen.

Der neue Hemmstoff hat dementsprechend das Potenzial, die Therapie von Asthma zu verbessern. Möglicherweise beginnen bereits in zwei bis drei Jahren klinische Studien. Dann muss man zum Beispiel herausfinden, ob SP9 in ausreichender Konzentration über Sprays verabreicht werden kann – und ob sich diese Therapie dauerhaft für Asthma-Patienten eignet.

VII. Anhang

Lexikon

Sekundäre Pflanzenstoffe

Im Allgemeinen handelt sich dabei um eine Fülle chemisch sehr unterschiedlicher Verbindungen, die nur in sehr geringen Konzentrationen (maximal bis zu einigen Gewichtsprozenten aller Inhaltsstoffe, den Wassergehalt bereits abgezogen), nur in Pflanzen (Ausnahme Milch) vorkommen, beim Menschen eine medizinische Wirkung ausüben und Bestandteil zahlreicher Arzneimittel sind. Isst man sie nicht, erhöht sich nach gängiger wissenschaftlicher Meinung langfristig das Risiko bestimmte Krebsformen zu entwickeln. Personen, die sich vollwertig ernähren, nehmen automatisch viele dieser gesundheitsfördernden Substanzen auf. Man geht davon aus, dass man mit einer gemischten Kost ca. 1,5 g pro Tag zu sich nimmt.

Enzym

Eiweißkörper, der als Biokatalysator hochspezifisch einen biochemischen Prozess im Körper beschleunigt und in eine vorteilhafte Richtung lenkt.

Hilfreiche Adressen

Helmholtz Zentrum München
Deutsches Forschungszentrum für Gesundheit und Umwelt (GmbH), Abteilung Kommunikation

Allergieinformationsdienst
Ingolstädter Landstraße 1
D-85764 Neuherberg
Telefon: +49 89 3187-0
Internet: www.allergieinformationsdienst.de
E-Mail: presse(at)helmholtz-muenchen.de

Das Helmholtz Zentrum München hat mit Unterstützung des Bundesministeriums für Gesundheit im Rahmen eines Forschungsvorhabens einen Allergieinformationsdienst als Angebot für Betroffene, Angehörige sowie die interessierte Öffentlichkeit aufgebaut.
Der Allergieinformationsdienst bietet aktuelle, wissenschaftlich geprüfte Informationen aus allen Bereichen der Allergieforschung und Allergologie in verständlich aufbereiteter Form über das Internet an. Darüber hinaus lädt dieser Dienst zu Patiententagen ein. Allergologen/innen und Allergieforscher/innen halten Vorträge zum aktuellen Stand des Wissens. Betroffene und Angehörige haben zudem die Möglichkeit, direkt in Kontakt mit den Wissenschaftlern/innen zu kommen und ihre individuellen Fragen an sie zu richten.
Die zur Verfügung gestellten Informationen auf www.allergieinformationsdienst.de dienen dazu, die Arzt-Patienten-Beziehung zu unterstützen und keinesfalls dazu, diese zu ersetzen.

Lungeninformationsdienst
Das Helmholtz München bietet in Kooperation mit dem Deutschen Zentrum für Lungenforschung (DZL) auch einen Lungeninformationsdienst für Patient:innen, Angehörige sowie die interessierte Öffentlichkeit an.

Über diesen Dienst erhalten Sie aktuelle, wissenschaftlich geprüfte Informationen aus allen Bereichen der Lungenforschung und Medizin in verständlich aufbereiteter Form über das Internet. Zusätzlich finden Patientenforen statt. Hier können Sie Vorträge zum aktuellen Stand des Wissens besuchen. Sie erreichen den Dienst über www.lungeninformationsdienst.de.

Deutsche Lungenstiftung e.V.
Reuterdamm 77
30853 Langenhagen
Tel.: 0511 / 21 55 110
Fax: 0511 / 21 55 113
www.lungenstiftung.de; E-Mail: deutsche.lungenstiftung@t-online.de

Verband Pneumologischer Kliniken e.V. (VPK)
Krankenhaus Bethanien
Bethanienstr. 21
47441 Moers
https://www.lungenaerzte-im-netz.de/startseite/
Betreiber: Monks - Ärzte im Netz GmbH
Tegernseer Landstraße 138
81539 München
Tel: +49 (89) 64 24 82-12
Fax: +49 (89) 64 20 95-29
E-Mail: info@lungenaerzte-im-netz.de
In für Laien verständlicher Sprache informiert die Deutsche Lungenstiftung über Krankheiten der Atemwege und der Lunge sowie die häufigsten Beschwerden. Die Informationen können online gelesen werden und stehen zum Download zur Verfügung.

Lungensport
Geschäftsstelle AG Lungensport in Deutschland e.V.
Raiffeisenstr. 38
33175 Bad Lippspringe
Tel: +49 (0) 5252-93706-03

Fax: +49 (0) 5252-93706-04
https://www.lungensport.org/
Die Arbeitsgemeinschaft Lungensport ist ein Zusammenschluss von Personen und Institutionen zur Förderung der Bewegungstherapie und des körperlichen Trainings für Patienten mit Atemwegs- und Lungenkrankheiten. Sie informiert diese Patienten über die positive Wirkung des körperlichen Trainings auf ihr Krankheitsbild.
Dort finden Sie viele Adressen – auch in Ihrer Nähe – von Lungensportgruppen, bei denen Sie mitmachen können.

Deutscher Allergie- und Asthmabund e.V. (DAAB)
An der Eickesmühle 15-19
41238 Mönchengladbach
Fon (0 21 66) 64 78 820, Hotline: 0 21 66 – 64 788 88
Mail: info@daab.de
www.daab.de
Beim DAAB finden Sie Rat und Hilfe in Form von konkreten Tipps, die Sie direkt umsetzen können. Der DAAB hat auch ein Mitgliedermagazin, das aktuelle Artikel mit vielen Tipps für den Alltag gibt und Marktchecks überprüft, in denen Produkte für Allergiker ausgelobt werden. Auch Informationen über neue Behandlungsmöglichkeiten finden Sie als DAAB-Mitglied regelmäßig im DAAB-Magazin „Allergie konkret".
Als Mitglied werden Sie beim DAAB gezielt zu Ihrem persönlichen Krankheitsbild beraten und Sie können auf ein interdisziplinäres Team zurückgreifen. Sie erhalten Rat zu Allergien, Asthma, Neurodermitis, Ernährung und Co.

Deutsche Patientenliga Atemwegserkrankungen – DPLA e. V.
Adnet-Straße 14
55276 Oppenheim
Telefon 06133 3543
Telefax 06133 5738327
info@pat-liga.de
www.pat-liga.de

Die Patientenliga Atemwegserkrankungen e.V. ist ein eingetragener Verein für Patienten mit chronisch obstruktiven Atemwegserkrankungen, zum Beispiel mit Asthma bronchiale, aber auch für Ärzte und Physiotherapeuten, die Atemtherapien durchführen, sowie Psychologen, die in der Patientenschulung arbeiten wollen etc. Die DPLA e.V. besteht aus einer Reihe von Ortsverbänden, zu denen jeweils eine Lern- und Übungsgruppe gehören, genannt „ambulante Atemtherapiegruppe".

Deutsche Atemwegsliga e. V.
Raiffeisenstraße 38
33175 Bad Lippspringe
Telefon 05252 933615
Telefax 05252 933616
kontakt@atemwegsliga.de
www.atemwegsliga.de
Die Deutsche Atemwegsliga will Patienten helfen, mehr über Atemwegs- und Lungenerkrankungen zu erfahren. Sie will die Beziehung zwischen dem Patienten/Besucher der Webseite und seinem Arzt fördern.

Deutsche Sauerstoff- und BeatmungsLiga LOT e. V.
Frühlingstr. 1
83435 Bad Reichenhall
Tel: 08651 76 21 48
Fax: 08651 76 21 49
EMail: info@sauerstoffliga.de
https://www.sauerstoffliga.de/
LOT steht für "long term oxygen therapy" - eine Therapie, die immer dann eingesetzt wird, wenn eine chronische Erkrankung der Lunge oder des Herzens vorliegt, die Sauerstoffmangel im Blut verursacht. Dann hilft man dem Patienten mit Sauerstoff, meist rund um die Uhr, als lebenserhaltende Maßnahme.
Die Organisation bietet Hilfe zur Selbsthilfe. Sie finden für alle Fragen zur Sauerstofftherapie einen kompetenten Ansprechpartner. Auch Hilfe beim Umgang mit Krankenkassen und Behörden wird geboten, da man leider für seine Gesundheit kämpfen muss, sei es um die Bereitstellung

von Sauerstoff oder den Erhalt eines Schwerbehindertenausweises mit Gehbehinderung. Dann hilft LOT ebenso bei der Suche nach Ärzten und Therapeuten mit Fachkenntnissen in der Sauerstofftherapie. LOT ist auch Ansprechpartner für viele Ärzte.

Arbeitsgemeinschaft Allergiekrankes Kind (AAK e. V.) – Hilfen für Kinder mit Asthma, Ekzem oder Heuschnupfen
Augustastraße 20
35745 Herborn
Telefon 02772 92870
Telefax 02772 92879
koordination@aak.de
www.aak.de

Arbeitsgemeinschaft Asthmaschulung im Kindes- und Jugendalter e.V.
Geschäftsstelle: Dana Morawski
Knöchelsöhren 19, 18437 Stralsund
Postfach 1164, 18401 Stralsund
Tel: 03831 27 88 117
Fax: 03831 27 88 122
Mail: post@asthmaschulung.de
Web: www.asthmaschulung.de

Ärztliches Zentrum für Qualität in der Medizin
Webseite: www.patienten-information.de/kurzinformationen/lunge
Bietet Informationsflyer für Patienten zum Thema Asthma, zum Teil auch in anderen Sprachen.
www.patienten-information.de/uebersicht/asthma

Gesellschaft Pädiatrische Allergologie und Umweltmedizin e. V.
Rathausstraße 10, 52072 Aachen
Telefon: 0241 - 980 04 86
Telefax: 0241 - 980 02 59
E-Mail: GPA.eV@t-online.de

Webseite: www.gpau.de
Dort kann man Elternratgeber zu aktuellen Themen herunterladen.

NAKOS
Wenn Sie eine Selbsthilfeorganisation in Ihrer Nähe suchen, hilft Ihnen NAKOS (Nationale Kontakt- und Informationsstelle zur Anregung und Unterstützung von Selbsthilfegruppen).
Internet www.nakos.de
Telefon 030 31018960

Feinstaubbelastung
Umweltbundesamt
Wörlitzer Platz 1
06844 Dessau-Roßlau
E-Mail: buergerservice@uba.de
Tel.: +49-340-2103-2416; Fax: +49-340-2104-2285
Überschreitungstabellen für das aktuelle Jahr
Für die Schadstoffe Feinstaub (PM_{10}), Stickstoffdioxid und Ozon wird die Anzahl der Überschreitungen der Kurzzeitgrenz- und Zielwerte im laufenden Jahr an jeder Station aufgelistet.
Hier können Sie verfolgen, wie stark die Luft an ihrem Wohnort mit Feinstaub belastet ist.
www.env-it.de
Aktuelle Luftwerte des Bundesumweltamts:
www.umweltbundesamt.de/daten/luft/luftdaten/ueberschreitungen/eJxrXJScv9AQAAqCAsg=

Lungenliga Schweiz
Chutzenstrasse 10
3007 Bern
Telefon: +41 31 378 20 50
Fax: +41 31 378 20 51
E-Mail: info@lung.ch
https://www.lungenliga.ch

Die Lungenliga berät und betreut Menschen mit Lungen- und Atemwegserkrankungen, damit sie möglichst beschwerdefrei und selbständig leben können und eine höhere Lebensqualität erreichen.

aha! Allergiezentrum Schweiz
Scheibenstrasse 20
3014 Bern
031 359 90 00
www.aha.ch/allergiezentrum-schweiz/home
info@aha.ch
Postadresse:
Postfach, 3000 Bern 22

Klinik für Biokinematik, Biokinematik GmbH
Packi Klinik
Geschäftsführer: Wolfgang Packi
Herbert-Hellmann-Allee 29-31
D-79189 Bad Krozingen
Tel.: 0049-(0) 7633/9 33 21-0
Fax: 0049-(0) 7633/9 33 21-99
E-Mail: info@packi-klinik.de

Quellen

AOK-Bundesverband GbR: Schwitzen für die Gesundheit.- Berlin, eingesehen 7/22; www.aok.de/kp/bw/curaplanaktiv/bewusst-leben/winterzeit-saunazeit/

Apotheken-umschau: Wort & Bild Verlag Konradshöhe GmbH & Co. KG, Baierbrunn:
- „Asthma".- Aktualisiert 06/19, www.apotheken-umschau.de/Asthma
- Möhle U: „Asthma".- aktualisiert 12/15; www.apotheken-umschau.de/Asthma

- Melzer M: „Reizklima: Warum Meeresluft gesund ist".- aktualisiert 11/15, www.apotheken-umschau.de/Umwelt/Reizklima-Warum-Meeresluft-gesund-ist-220231.html

Benner S: Quantifizierung der chemischen Effekte von Luftschadstoffen auf die menschl. Gesundheit.- Max-Planck-Inst. f. Chemie, Mainz, 9/16; https://nachrichten2.idw-online.de/2016/09/09/quantifizierung-der-chemischen-effekte-von-luftschadstoffen-auf-die-menschliche-gesundheit/

Brüch A: Warum asiatische / chinesische Medizin bei Asthma?.- Praxis für asiatische Medizin: Olching, eingesehen 7/22; www.asiatische-medizin.com/anwendungsgebiete/asthma/

Karl & Veronica Carstens-Stiftung, Essen:
- Koczy P: Durchatmen dank Laserakupunktur.- 10/16; www.carstens-stiftung.de/artikel/durchatmen-dank-laserakupunktur.html
- Lüdtke R: Tai Chi verschafft Luft.- 3/15; www.carstens-stiftung.de/artikel/tai-chi-verschafft-luft.html

Chalup M de: Hoher Fleisch- und Wurstwarenkonsum verschlechtert die Symptome von Asthma.- 2/17, Wissenschaftl. Abt., Franz. Botschaft BRD, https://idw-online.de/de/news668500

Chiesi Pharmaceuticals GmbH: „Tipps für Angehörige".- Wien, eingesehen 5/22; https://mehr-luft.at/was-kann-ich-tun/angehoerige#die-krankheit-verstehen

Dt. Allergie- und Asthmabund e.V. (daab), Mönchengladbach:
- „Allergien auf Zimmerpflanzen" & „Allergien im Garten".- eingesehen 8/22: www.daab.de/allergien/wichtig-zu-wissen/im-alltag/allergien-in-der-wohnung/zimmerpflanzen/ & www.allergien-im-garten.de
- „Richtig Husten lernen": eingesehen 5/22; www.daab.de/atemwege/asthma/behandlung/atemuebungen/
- „Ernährung".- eingesehen 6/22; www.daab.de/ernaehrung/ernaehrungswelt/

Gesundheitskolumne des Dt. Grünen Kreuzes (Hrsg.): Wetterlage begünstigt Gewitter-Asthma.- Marburg, 6/17; Juni_2017_Gewitterasthma.pdf

Dt. Ges.portal, eine Initiative der HealthCom GmbH, Köln:
— Polyphenole könnten sich positiv auf Lungenfunktion auswirken.- eingesehen 6/22; www.deutschesgesundheitsportal.de/2018/07/23/polyphenole-koennten-sich-positiv-auf-lungenfunktion-auswirken-2/
— Kinder mit Asthma haben ein erhöhtes Risiko für starkes Übergewicht.- eingesehen 6/22; www.deutschesgesundheitsportal.de/2022/01/20/kinder-asthma-uebergewicht/?indication=asthma
— Asthma und COVID-19: ein Update.- 1/22, www.deutschesgesundheitsportal.de/2022/01/19/asthma-und-covid-19-ein-update/?indication=asthma
— Kinder mit chronischen Atemwegserkrankungen profitieren von Training.- eingesehen 6/22; ww.deutschesgesundheitsportal.de/2022/01/20/kinder-asthma-sport/?indication=asthma
— Inhaltsstoff aus Pfingstrose gegen Veränderung der Atemwege bei Asthma?.- 12/18; www.deutschesgesundheitsportal.de/2018/12/13/asthma-chinesische-pfingstrose/
— Mit indischem Weihrauch und bengalischer Quitte gegen Asthma.- 12/18; www.deutschesgesundheitsportal.de/2018/12/11/weihrauch-bei-asthma/
— Akupunktur verbessert die Lebensqualität von Asthma-Patienten.- 01/22; www.deutschesgesundheitsportal.de/2022/02/01/bei-patienten-mit-allergischem-asthma-verbessert-akupunktur-die-asthmaspezifische-und-allgemeine-gesundheitsbezogene-lebensqualitaet/?indication=asthma
— Benralizumab bei Asthma: Mehr Lebensqualität, weniger Asthmaanfälle.- 1/22; www.deutschesgesundheitsportal.de/2022/01/25/benralizumab-bei-asthma-mehr-lebensqualitaet-weniger-asthmaanfaelle/?indication=asthma
— Putzmittel können Lunge ähnlich schaden wie Rauchen.- 1/22; www.deutschesgesundheitsportal.de/2022/01/27/putzmittel-koennen-lunge-aehnlich-schaden-wie-rauchen/?indication=asthma
— Sodbrennen und Asthma: Operation lindert bei schweren Fällen auch Asthmasymptome .- 4/22; www.deutschesgesundheitspor-

tal.de/2022/04/28/sodbrennen-und-asthma-operation/?indication=asthma
— Eine virtuelle Asthmaklinik für Kinder: Online-Programm kann Arztbesuche teilweise ersetzen.-1/22, www.deutschesgesundheitsportal.de/2022/02/01/eine-virtuelle-asthmaklinik-fuer-kinder-mit-hilfe-eines-online-programms-koennen-die-kontrolluntersuchungen-beim-arzt-reduziert-werden/?indication=asthma

Dannoritzer C: Allergien – Wenn der Körper rebelliert.- Sendung auf Arte, Ségulène Dujardin, am 21.5.22

Das Erste: Wissen vor Acht, Mensch: Schlaf.- Sendung vom 16.6.22

Deshmeh J: Ernährung bei Asthma bronchiale: Diese Lebensmittel sollten Asthmatiker vermeiden.- 12/20, Ippen Digital GmbH & Co. KG, München; www.24vita.de/allergien-unvertraeglichkeiten/allergien/asthma/asthma-ernaehrung-lebensmittel-zusatzstoffe-asthmatiker-anfaelle-langenhagen-dls-90088017.html

DGA (Dt. Ges.auskunft) Medien GmbH: Zähne vertragen kein Asthma - Junge Asthmatiker leiden häufiger an Karies.- Gelsenkirchen, 1/11; www.deutsche-therapeutenauskunft.de/therapeuten/therapeutennachrichten/singleview/?no_cache=1&tx_ttnews%5Btt_news%5D=8378

Dick-Pfaff C: Bestätigt: Schimmel im Babyzimmer verdoppelt Asthmarisiko.- Wissenschaft aktuell, Hamburg, 8/11; www.wissenschaft-aktuell.de/artikel/Bestaetigt__Schimmel_im_Babyzimmer_verdoppelt_Asthmarisiko1771015587829.html

Eidgenössische Materialprüfungs- und Forschungsanstalt (Empa): Ozon und Sommersmog: Klimawandel gefährdet heutige Erfolge.- Klose R Kommunikation, 8/16; https://idw-online.de/de/news658003

Fit for Fun: Die besten Kräuter zum Abnehmen.- BurdaForward GmbH München, eingesehen 6/22.- www.fitforfun.de/abnehmen/gesund-essen/natuerlich-abnehmen-die-besten-kraeuter-zum-abnehmen-165019.html

Dr. Andrea Flemmer: Verlag Neumann-Neudamm, Melsungen:
— „Das Anti-Krebs-Kochbuch“, 3/3
— „Das Multi-Vitamin-Kochbuch“, 11/3
— „Das Mineralstoff-Kochbuch“, 12/04

Dr. Andrea Flemmer: Schlütersche Verlagsgesellschaft mbH & Co KG, Hannover:

— „Das Prämenstruelle Syndrom (PMS) natürlich behandeln".- 9/12,

— "Arthrose ICH HELFE MIR SELBST",12/17

— „Ich helfe mir selbst - Verdauungs- und Darmbeschwerden" - Die besten Heilmethoden aus der konventionellen und alternativen Medizin.- humboldt, 2/21

Dr. Andrea Flemmer: Goldegg-Verlag Wien:

— „Das Geheimnis, jung zu bleiben und alt zu werden. Demenz-Prophylaxe, Kraft & Beweglichkeit, Ernährung & Gefäßgesundheit".- 9/21

— „Die faszinierende Welt der Hormone", 10/22

Dr. Andrea Flemmer: „Die giftfreie Wohnung – Alles was hilft".- Quelle & Meyer, 11/21

Dr. Andrea Flemmer: „Apotheke Regenwald".- naturaviva Verlags GmbH, Weil der Stadt

Dr. Andrea Flemmer:

— „Schlafen Sie gut!" .- Kneipp Journal, Bad Wörishofen, 1/15

— „Asthma und Salz".- Deine Gesundheit, Driediger Verlag, Ibbenbühren, 10/16

— „Parabene – heikle Stoffe".- Gesundheitsnachrichten, Verlag A.Vogel AG CH-Teufen AR, 12/21

— „Ernährung bei Neurodermitis".- Altamedinet, Hemminghofen; www.naturheilmagazin.de/erkrankungen/neurodermitis/ernaehrung-bei-neurodermitis

— „Heilender Weihrauch".- BW Agrar Stuttgart, Nr. 26, 7/22

Fraunhofer-Gesellschaft: Gesundes Wohnen: ohne Feuchte und Schimmel.- 11/16; https://idw-online.de/mobile/de/news663343

Fux C: Asthma-Ernährung: Mehr Obst, weniger Beschwerden.- 7/18, NetDoktor GmbH, München, www.netdoktor.de/news/asthma-ernaehrung-mehr-obst-weniger-beschwerden/

Gutmann P H: Asthma: Natürlich behandeln.- Verlag A.Vogel AG, CH-Teufen AR, eingesehen 7/22; www.avogel.ch/de/ihre-gesundheit/gesundheitsthemen/asthma.php

Hacke D: Kurzes Atemtraining für längeren Atem bei Asthma.- Karl und Veronica Carstens-Stiftung Essen, 4/17; www.carstens-stiftung.de/artikel/kurzes-atemtraining-fuer-laengeren-atem-bei-asthma.html

Institute for Advanced Sustainability Studies e.V. (IASS) Potsdamm: „Mehr Asthma-Patienten im Krankenhaus bei hoher Luftverschmutzung".- B Schröder Presse und Kommunikation, 4/22; https://idw-online.de/de/Mehr Asthma-Patienten im Krankenhaus bei hoher Luftverschmutzung.htm

Kaufmännische Krankenkasse (KKH): Rat und Hilfe bei Asthma bronchiale.- 7/20, Hannover; Rat-und-Hilfe-bei-Asthma-bronchiale.pdf

Kardos P: Quälender Husten – was tun?.- Deutsche Patientenliga Atemwegserkrankungen - DPLA e.V. Oppenheim, eingesehen 8/22; https://pat-liga.de/quaelender-husten.html

Kreutz H: Hilfe für Asthmatiker: Viel Obst und Gemüse essen.- Online-Redaktion des Bundeszentrums für Ernährung (BZfE) in der BLE (Bundesanstalt für Landwirtschaft und Ernährung), Bonn, 5/20; www.bzfe.de/service/news/aktuelle-meldungen/news-archiv/meldungen-2020/mai/hilfe-fuer-asthmatiker/

Prof. Dr. med. Lang S: Die Bedeutung pneumologischer Therapie bei Erkrankungen des alten Menschen.- Chefärztin der 2. Med. Klinik, Gera, eingesehen 8/22; https://pat-liga.de/pneu-therapie-im-alter.html

Leitner M: Eosinophiles Asthma.- RegionalMedien Gesundheit/RMA Gesundheit GmbH, Wien, 12/19; www.minimed.at/medizinische-themen/lunge/eosinophiles-asthma/

Prof. Dr. Lelley J: „Die Heilkraft der Pilze – Wer Pilze isst, lebt länger. – 4. überarbeitete Aufl. 2008, B.o.s.s Druck und Medien GmbH, Goch

Loncar S, Topolovec S, Kocevar Fetah M, Ba´cac N: „Eine Prise Weisheit ~ Das Geheimnis der Heilkraft der Gewürze".- Verlag Jasno in Glasno, Ljubljana, Slowenien, 2014

Lungenärzte im Netz, Deutsche Lungenstiftung e.V., Langenhagen:

— Sport & körperliche Anstrengung.- eingesehen 6/22; www.lungenaerzte-im-netz.de/krankheiten/asthma-bronchiale/sport-freizeit/

— Atemtechniken, Atemgymnastik & Physiotherapie.- eingesehen 6/22; www.lungenaerzte-im-netz.de/krankheiten/asthma-bron-

chiale/patientenschulung/atemtechniken-atemgymnastik-und-physiotherapie/
Lungeninformationsdienst: Mit Vitaminen gegen Asthma?.- Helmholtz Zentrum München, Neuherberg, 8/13; www.lungeninformationsdienst.de/aktuelles/news/alle-news-im-ueberblick/aktuelles/article/mit-vitaminen-gegen-asthma//index.html
Meißner T: Biologika gegen schweres instabiles Asthma.- MMW Fortschr. Med. 8/21; www.ncbi.nlm.nih.gov/pmc/articles/PMC8370781/
Novartis Pharma GmbH: Leben mit Asthma: Tipps zur Asthmakontrolle.- Nürnberg, eingesehen 5/22; www.asthma.de/alltag
Ökotest, Redaktion: Tipp für Allergiker: Reinigungsmittel mit Duftstoffen vermeiden.- 4/22, ÖKO-TEST GmbH & Co KG, Frankfurt am Main; www.oekotest.de/bauen-wohnen/Tipp-fuer-Allergiker-Reinigungsmittel-mit-Duftstoffen-vermeiden_12652_1.html
PhytoDoc-Redaktion: „Weihrauch“.- PhytoDoc.de GmbH, Heidelberg, eingesehen 7/22; www.phytodoc.de/heilpflanzen/weihrauch
Planet Wissen, SWR, 3/15:
— von der Burchard: Anatomie des Menschen: „Lunge“ & „Asthma“; www.planet-wissen.de/natur/anatomie_des_menschen/lunge/index.html & www.planet-wissen.de/natur/anatomie_des_menschen/lunge/asthma102.html
— Aufmkolk T: „Feinstaub“.- www.planet-wissen.de/natur/anatomie_des_menschen/lunge/feinstaub278.html
Preuk M: Asthma: Diese sieben Hausmittel können Atemnot vorbeugen.- Focus Magazin Verlag, München, 09/16; www.focus.de/gesundheit/ratgeber/asthma/asthma-diese-sieben-hausmittel-koennen-atemnot-vorbeugen_id_5437174.html
Quarks im Ersten: Allergien.- Sendung vom 9.4.22;
www.ardmediathek.de/video/quarks-und-caspers/pollen-nuesse-katzen-was-bei-allergien-hilft/das-erste/Y3JpZDovL2Rhc2Vyc3RlLmRlL3F1YXJrcy1jYXNwZXJzLzdlMWUxNWY0LWRjZWUtNDUyOS1iNTA4LTE5Nzk1ODAxOWVlMA
Rehberg C: „Kräuter gegen Asthma“.- Zentrum der Gesundheit, Luzern, 6/22; www.zentrum-der-gesundheit.de/krankheiten/lungenerkrankungen/asthma-uebersicht/asthma-kraeutertee

Rundum gesund.- Sendung des SWR vom 12.10.20 – „Gut leben mit Allergien und Unverträglichkeiten“; www.swr.de/unternehmen/kommunikation/pressemeldungen/swrfernsehen-rundumgesund-allergien-2020-104.html

Robert T: „Schlafen um jeden Preis“.- Film in Arte am 29.9.20

H. Schilcher (Hrsg.): Leitfaden Phytotherapie, 5. Aufl. 2016, Urban & Fischer Verlag bei Elsevier München

Schoppe C: Asthma im Griff: Das können Sie selbst tun.- 1/20,Techniker Krankenkasse Hamburg; www.tk.de/techniker/gesundheit-und-medizin/behandlungen-und-medizin/asthma-bronchiale/asthma-im-griff-das-koennen-sie-selbst-tun-2013254

Semler E: Sekundäre Pflanzenstoffe: Substanzen mit vielen Unbekannten.- UGB-Forum 2/13; www.ugb.de/ernaehrungsplan-praevention/sekundaere-pflanzenstoffe-bioaktive-substanzen/

Souci S W, Fachmann W, Kraut H, Kirchhoff E: „Der kleine Souci/Fachmann/Kraut“.- Lebensmitteltabelle für die Praxis, Wissenschaftl. Verlagsges., 2009, 4. Aufl.

Stiftung Warentest: Asthma.- Berlin,

— 3/11; www.test.de/Allergien-Aufruhr-im-Immunsystem-1492877-1502742/
— 7/22; www.test.de/medikamente/krankheit/asthma-k294/

SWR: „Allergien auf dem Vormarsch“.- Sendung vom 7.8.18; https://programm.ard.de/TV/swrfernsehenrp/allergien-auf-dem-vormarsch/eid_28231784639066

Team Leichter Atmen: Lippenbremse.- CEGLA Medizintechnik GmbH & Co. KG, Montabaur, 6/18; www.leichter-atmen.de/lexikon-lippenbremse

teamwork media GmbH & Co. KG.: So wirkt sich Asthma auf die Zähne aus.- Schwabmünchen, 1/21; https://dentalmagazin.de/news/so-wirkt-sich-asthma-auf-die-zaehne-aus/

Trökes A: Asthma: Therapie mit Yoga: 4 Yoga- und Atemübungen.- Verlagsgruppe Droemer Knaur GmbH & Co. KG, München, eingesehen 6/22; www.einfachganzleben.de/meditation-achtsamkeit/asthma-therapie-mit-yoga

TU Chemnitz: „Mehr Entspannung und weniger Stress durch kombinierte Yoga-Techniken".- M. Fejes Pressestelle und Crossmedia-Redaktion, 4/22: https://idw-online.de/de/news792467

Uni Rostock: Internationale Studie belegt: Medikament gegen Milben-Allergie reduziert Risiko für Asthma.- Ingrid Rieck Presse- und Kommunikationsstelle, 5/16, https://idw-online.de/de/news650601

Universitätsklinikum Heidelberg: Zähen Schleim als entscheidenden Risikofaktor für die Entstehung von Asthma untersucht.- Julia Bird Unternehmens-kommunikation, 12/16; https://idw-online.de/de/news665575

Universität Ulm: Neuer Behandlungsansatz für chronische Atemwegserkrankungen: Inhibitor stoppt überschießende Lungenschleim-Bildung.- Annika Bingmann Presse- und Öffentlichkeitsarbeit, 3/22; https://idw-online.de/de/news791071

Verlag A.Vogel AG: Ballaststoffe verringern Asthmarisiko.- eingesehen 5/22, Hätschen.- www.avogel.ch/de/ihre-gesundheit/gesundheitsthemen/ballaststoffe_verringern_asthmarisiko.php

NDR: Visite.- Sendung vom 5.7.22, Hamburg; www.ndr.de/ratgeber/gesundheit/Ginseng-Positive-Wirkung-auf-die-Selbstheilung-des-Koerpers,ginseng162.html

Wallrafen A: „Schulbeginn – für Allergie- und Asthmakids oft mit Problemen".- Deutscher Allergie- und Asthmabund e.V., Mönchengladbach, 8/17; www.daab.de/blog/2017/08/schulbeginn-fuer-allergie-und-asthmakids-oft-mit-problemen/

Walter, C.: „Allergien keine Chance".- UGB-Forum 4/98, www.ugb.de/allergien-immunsystem/allergien-keine-chance/

Wikipedia: „Gradierwerk".- zuletzt bearbeitet 8/22, https://de.wikipedia.org/wiki/Gradierwerk

Xenius: „Allergien - warum läuft unser Immunsystem Amok?".- Sendung des Senders Arte, 10/17, https://programm.ard.de/TV/Themenschwerpunkte/Ratgeber-der-ARD/Gesundheit/Startseite/?sendung=28724359051534

Zahnärztl. Mitt.: „Asthmarisiko für Kinder steigt durch Antibiotika".- Berlin, 02/16; www.zm-online.de/news/nachrichten/asthmarisiko-fuer-kinder-steigt-durch-antibiotika/

Giftfrei wohnen.

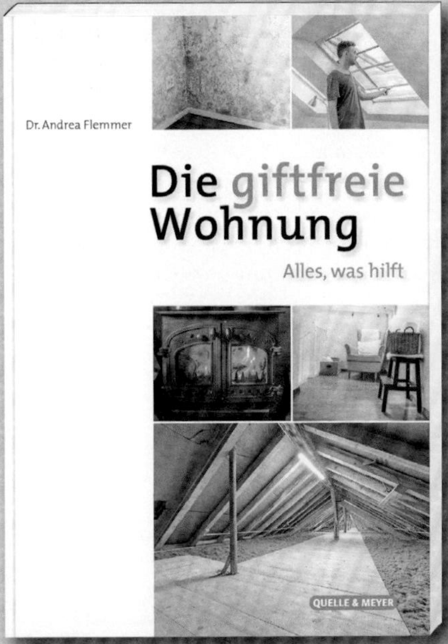

In seinem Zuhause will und soll man sich wohlfühlen. Dem stehen aber allzu oft störende oder gar schädliche Innenraumgifte und unangenehme Gerüche im Wege. Sei es, man ist neu eingezogen, hat renoviert, neue Möbel gekauft oder Dämmmaßnahmen hinter sich: Die sogenannten „flüchtigen organischen Verbindungen“ können z. B. in Möbeln, Span- und Sperrholzplatten, Farben, Lacken und Klebern auf Sie lauern. Müdigkeit, Kopfschmerzen und Erschöpfungszustände sind die Folge – wenn nicht sogar Allergien und schwerwiegende gesundheitliche Schädigungen! Dieses Buch hilft, die versteckten Störenfriede rasch wieder loszuwerden – oder gar nicht erst erleben zu müssen. Darüber hinaus gibt es wertvolle Ratschläge u. a. dazu, wie man Schimmelbildung vermeidet, Elektrosmog minimiert und Haushaltsschädlingen wirksam begegnet.

Andrea Flemmer
Die giftfreie Wohnung
136 S., 48 farb. Abb.,
kart., 14,8 x 21 cm.
ISBN: 978-3-494-01910-9,
Best.nr: 494-01910
€ 14,95

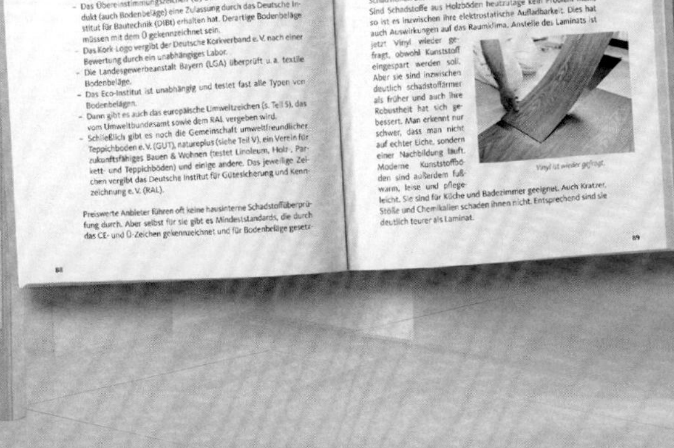
2.3 Bodenbeläge

Preisstand 2023,
Änderungen vorbehalten.

Quelle & Meyer Verlag GmbH & Co. • Industriepark 3 • 56291 Wiebelsheim
Tel.: 06766/903-140 • Fax: -320 • E-Mail: vertrieb@quelle-meyer.de
www.quelle-meyer.de